怎么拔不生病
生了病怎么拔

土荣华 主编

对症拔罐，『罐』起病自消，
让全家神清气爽乐无忧。

中国科学技术出版社
·北京·

图书在版编目（CIP）数据

怎么拔不生病生了病怎么拔 ／ 土荣华主编 . -- 北京：中国科学技术出版社，2018.8

ISBN 978-7-5046-8014-3

Ⅰ . ①怎⋯ Ⅱ . ①土⋯ Ⅲ . ①拔罐疗法 Ⅳ . ① R244.3

中国版本图书馆 CIP 数据核字（2018）第 070322 号

策划编辑	崔晓荣	
责任编辑	崔晓荣	高磊
装帧设计	北京明信弘德文化发展有限公司	
责任校对	杨京华	
责任印制	马宇晨	

出　　版	中国科学技术出版社
发　　行	中国科学技术出版社发行部
地　　址	北京市海淀区中关村南大街16号
邮　　编	100081
发行电话	010-62173865
传　　真	010-62179148
网　　址	http://www.cspbooks.com.cn

开　　本	720mm×1000mm　　　1/16
字　　数	220千字
印　　张	17.25
版　　次	2018年8月第1版
印　　次	2018年8月第1次印刷
印　　刷	北京盛通印刷股份有限公司
书　　号	ISBN 978-7-5046-8014-3/R・2229
定　　价	46.00元

内容提要

　　本书分别对拔罐准备、好处、操作及分类做了详述，使您在做拔罐养生时不再手忙脚乱，做到样样精通，心中有数；同时介绍了拔罐补虚养五脏、顺应男人养阳、女人养阴的拔罐之道；教您享受养生不生病的调理之法，达到强身健体、美容养颜的目的；还对常见疾病的拔罐调理治法依据不同的病因、病症列举了不同的调理之法，同时介绍了几百个常用的拔罐调理的实用方法，并针对不同的患者给出了不同的拔罐调理指导；其特点是养生、治病兼顾。本书是普通大众进行拔罐调理养生防病治病的好帮手。

编委会

主编　王荣华

编委

王雷防　王国防　牛林敬　杨亚飞

易磊　王振　梁琳　杨志国

李宪广　付肇嘉　勾秀红　杨同英

王荣　陈永超

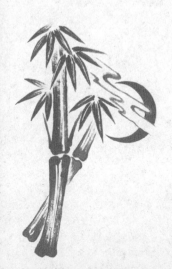

在我们的身体中，遍布着 700 多个穴位，这些穴位就像藏在人体中的妙药，在特定的穴位上拔一拔，如同转动一把钥匙，为我们打开健康之门。在了解穴位常识的基础上进行拔罐治疗，不仅可以强身健体，预防疾病，还可以调治疾病，使疾病化大为小，甚至化小为无。

拔罐疗法是指以各种罐为工具，利用燃烧、抽气等方法，排除罐内空气，造成罐内负压，使其吸附于人体特定穴位，通过对经络、穴位的吸拔作用，将毛孔吸开并使皮肤充血，使体内的病理产物从皮肤毛孔中被吸出体外，最终达到扶正祛邪、调整阴阳、疏通经络、调节脏腑、散寒除湿、行气活血的目的。

每个人都有自己的个性，穴位也是如此，不同穴位有着不同的功效。但无论如何，只要对症拔罐，就可以起到养生保健的作用。试想，如果我们能像熟悉亲人一样，去了解这些遍布周身的穴位，那么，它们也一定会给我们亲人般的关怀，尽心尽力地呵护我们的健康。

正是基于拔罐保健治病的实用性、便捷的操作性和治疗的有效性，还有人们对于养生的困惑，我们潜心于博大精深的中医文化，精心编写了这本《怎么拔不生病　生了病怎么拔》。本书分上、下两篇，上篇主要介绍了拔罐常识及怎么拔罐可预防疾病，即护养五脏的拔罐方法以及滋阴养阳的拔罐方法；下篇重点介绍了常见病的拔罐方法。本书不仅内容翔实，语言通俗，还配有大量的穴位图，在您需要拔罐保健、对症治疗时，只要依图所示进行拔罐，就能收到满意的功效。

当然，中医学是一门博大精深的学科，仅凭一本书远远不能让您达到精通的程度，但这些初步的拔罐知识在日常生活中使用，已经能够让您和家人、朋友受益良多。

身体有大药，好身体从拔罐开始！

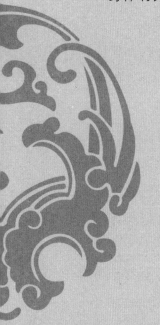

编　者

上篇

未病先防，怎么拔不生病

拔罐来把五脏养

怎么拔不生病　生了病怎么拔

第三章　拔罐养生男女有别

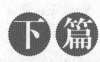

下 篇

既病防变，生了病怎么拔

第四章　调治内科病怎么拔

第五章　调治外科病怎么拔

第六章 调治妇科病怎么拔

第七章 调治男科病怎么拔

第八章 调治儿科病怎么拔

第九章 调治五官科病怎么拔

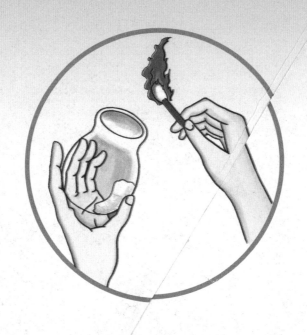

上篇 未病先防，怎么拔不生病

中医学认为，疾病的发生关系到人体正气与邪气两个方面，正气不足是疾病发生的内在根据，□气是疾病发生的重要条件。疾病的发生和变化就□□在一定条件下正邪斗争的反映。拔罐疗法能拔除□的各种邪气，去邪正安，同时还具有扶助正气□。拔罐通过对机体局部的良性刺激，再依靠□控调节系统的传达与调节，从而达到扶正祛□保健的目的。

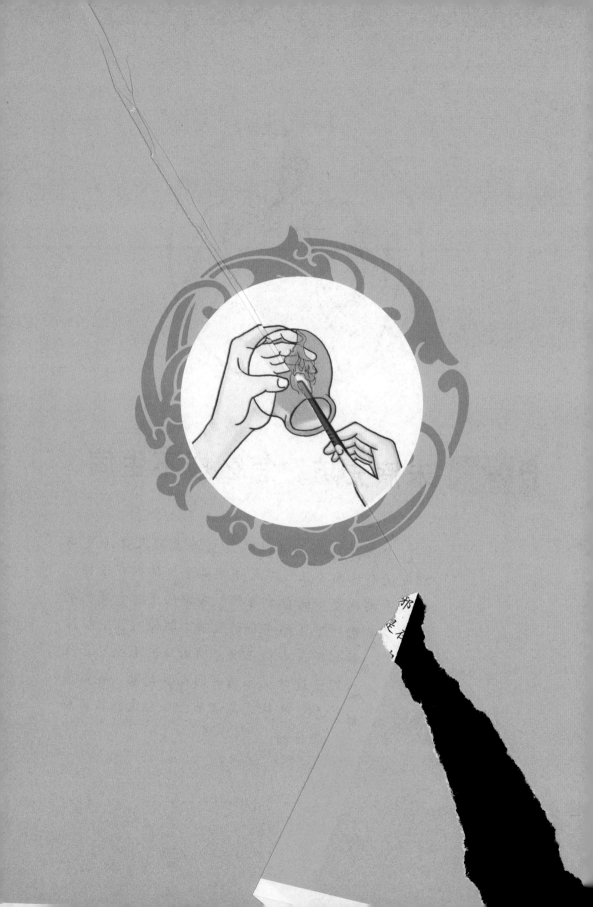

第一章

拔罐常识宜先知

"正气存内，邪不可干"，人之所以生病，是因为体内正气不足，抵抗力低下，造成邪气侵袭机体。而中医最注重的是"治未病"，注重保健，提高人体正气，预防疾病的发生。经络作为人体气血运行的通道，可以沟通内外、表里、脏腑，使机体成为一个有机的整体。拔罐疗法具有平衡阴阳、畅通经络、祛瘀止痛等作用，本章以介绍拔罐的基本常识为主，说明了拔罐的好处、需要做的准备工作、拔罐的方法及禁忌人群等，让人们在打消疑惑的同时，信心十足地迈入拔罐养生的门槛。

拔罐益处多

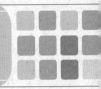

拔罐疗法是在中医五行学说、脏腑经络学说、针灸腧穴学说等的指导下，随罐具、操作方式、穴位选择、配合疗法等方面的不同，而具有调节阴阳、疏通经络、行气活血、驱寒祛湿、消肿止痛等不同的疗效，从而可使充斥于体表、经络、局部的病灶，乃至脏腑中的各种致病因素，得以祛除，使失调的脏腑功能得以恢复，最终使病体痊愈。且本疗法无创伤，无不良反应，有病治病，无病强身，完全符合当今医学界推崇的"无创伤医学"和"自然疗法"的要求。

 协调阴阳，阴阳平衡百病消

在正常情况下，人体内各种组织处于一种有机协调的状态，这种状态被称为阴阳平衡。养生的宗旨最重要的就是维持生命的阴阳平衡。阴阳平衡是生命的根本，阴阳如果平衡，那么人体就能够健康，阴阳一旦失衡，人体就会患病，即通常所说的"阴盛则阳病，阳盛则阴病"。因此，要想不生病，就要协调阴阳，使之重新达到相对平衡的状态。而拔罐疗法可以促进阴阳的消长和转化，使失衡转为平衡。拔罐调整阴阳的作用，一方面是通过经络腧穴的配伍作用来实现的；另一方面是通过与其他疗法配合应用来实现的。

如拔关元穴可以温阳驱寒，拔大椎穴可以清泄阳热。

脾胃虚寒引起的泄泻，可取天枢、足三里、脾俞、胃俞等穴，并在拔罐前后配合灸法，以温阳散寒。

肝阳上亢引起的头痛、高血压等可取大椎穴、肝俞穴，用三棱针刺血后加拔火罐，以清泄肝之阳热。

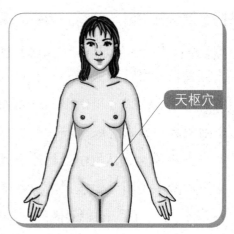

天枢穴

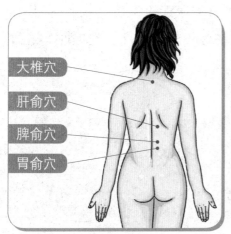

大椎穴
肝俞穴
脾俞穴
胃俞穴

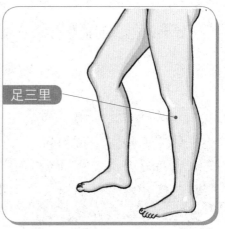

足三里

可见，人体因阴阳失调引起的疾病可以通过拔罐疗法得以纠正，从而恢复机体阴阳平衡的状态。

 畅通经络，气血得运身体棒

中医学认为，气与血都是构成人体的基本物质，皆化源于水谷精微和肾中的精气，在生成、运行和发挥作用方面，都有赖于心、肝、脾、肺、肾等脏腑的功能活动。因此，气和血是密不可分的，两者相互依存，相互濡养，气中有血，血中有气，气行则血行，气止则血止，气旺则血充，气虚则血少。正是由于气血的濡养作用为脏腑所用，人体才可健康。正如《景岳全书》中云："夫人之生，以血气为本，人之病，未有不先伤其血气者。"

而经络是人体气血运行的通道，正是经络的四通八达，才得以把气血源源不断地输送到全身各个部位和角落，使人体气血充和，百病不生。当经络系统中某一部分遭到破坏，经络就会受阻或不畅，则气血的运行就会受阻，进而就会出现气血的偏盛或偏衰，或涩滞不畅，就会使脏腑、组织、器官的保护和濡养作用受到破坏，疾病就会产生。而拔罐疗法正是在经络气血凝滞或空虚时，通过

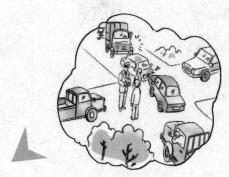

经络相当于城市的各种"道路"，有国家级的高速大道，那是经脉之道；有省级高速大道，那是络脉之道。当然，还有村村通的乡间小道，那是经络的一些分支。交通之于经济犹如经络之于养生。交通不便则经济发展缺少后劲，而经络不通则百病滋生。

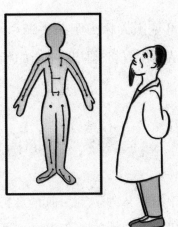

对经络穴位的吸拔作用，引导经络中的气血输布，使衰弱的脏腑器官得以亢奋，恢复功能，从而赶走疾病。如神经衰弱，通过背部膀胱经走罐法，可以使经络得以畅通，气血得以运行，从而有效缓解神经衰弱。

祛淤止痛，经络畅通一身轻

中医学认为，"不通则痛，通则不痛"。疼痛主要是由于经络、气血瘀滞不通所致，同时疼痛又进一步加重气血的痹阻。拔罐疗法具有疏通经络、行气活血、祛除瘀滞等作用。经脉通畅，气血运行无阻，"通则不痛"。有些常见的疾病，如急性腰扭伤、落枕、头痛等，不用出家门，利用局部拔罐法，便可起到立竿见影的止痛之效，有的甚至一次治疗即可痊愈。

现代医学认为，疼痛是大脑皮质对身体某一局部病症的病理反应，由于跌打损伤使局部组织肿胀，或慢性劳损使软组织肌肉紧张痉挛，刺激了末梢神经的压力感受器；或由于局部血液循环受阻，酸性代谢产物聚集；或炎症、癌症等疾病产生的致痛物质，刺激了末梢神经的化学感受器。这些刺激通过神经传到大脑即反应为疼痛。而拔罐可以调整神经系统的功能，改善全身的血液循环和淋巴循环，促进体内的新陈代谢。大脑的功能得到了调整，改变了原来的痛阈，血液循环的改善加速了体内代谢产物和致痛物质的排除，同时缓解了局部血管和平滑肌的痉挛，解除了末梢神经的压迫状态。所以，拔罐具有明显的缓解疼痛的作用。

一查便知，小小罐印能诊病

1. 鸡皮样点

毛孔中心凹陷，孔周隆起，白色，状似鸡皮疙瘩，为营血内陷的病症，应在周围拔罐走罐，使营血外达，效果更好。

2. 羊毛疔点

毛孔凹陷，周边有一红圈，红圈多有一缺口，压之褪色，点中的毫毛竖立挺直，有如钉子钉在皮孔上。此种表现多为气血阻滞所造成。可在局部拔罐放血。

3. 虫血瘀点

其状似羊毛疔，不同点是毛孔周围的红圈呈放射状延伸，弯曲如虫脚，似蜘蛛状，相当于现代医学称的"蜘蛛痣（血管蛛）"，压之褪色，此为体内血液积有包块的久病表现。在此局部拔罐放血疗效好。

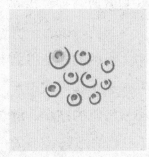
鸡皮样点

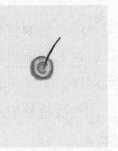
羊毛疔点

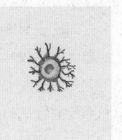
虫血瘀点

4. 斑点

其形如斑，与表皮相平，形状大小不一，有的如钉帽、芝麻，有的融合成片；颜色有红、黄、蓝、白、黑、褐、紫等色，以红、褐、白色为常见，多无光泽，压之多不褪色，无压痛，此多为邪入营血的表现。此处放血拔罐疗效更好。

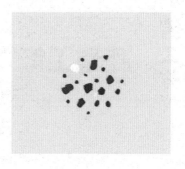

斑 点

5. 瘀疹点

其形如瘀（沙子），凸出表皮，形状大小，多如沙子、芝麻；颜色有红、褐、白色三种，此为肺热或肝热的表现。此处放血拔罐疗效更好。

凡在人体各部出现以上瘀血点者拔罐，治疗效果更好。

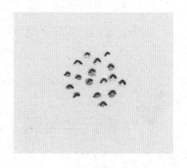

瘀疹点

准备工作要做好

拔罐疗法本身来自民间，易于学习，一般人都可在短时间内学会，用于简单的家庭防病治病。"工欲善其事，必先利其器。"拔罐时只有选择好合适的工具和材料，才能事半功倍，达到良好的治疗效果。

 ## 罐具种类需了解

罐子是拔罐疗法的主要工具。随着历史的发展，生产力的进步和提高，罐子的种类也日益增多。从原始的兽角罐到竹罐、陶罐、铜罐、铁罐、玻璃罐，直到现在较为流行的真空抽气罐，可谓种类繁多，各具特色。

1. 兽角罐

兽角罐是最为古老的拔罐工具，多以牛、羊等动物的角制成。其制法为：截下牛角或羊角，取其中角质部分，将中间制成空筒，牛角或羊角近端截断处

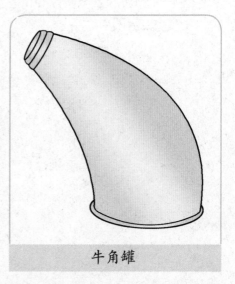

牛角罐

边缘打磨平滑，作为罐口。此罐在农牧地区取材容易，制作方便，吸附力强，易于操作，但是不易消毒，而且不透明，无法观察罐内情况。一般不用作刺络拔罐。

2. 竹罐

竹罐用毛竹制成。取材容易，制作简便，价格低廉，轻巧，不易摔碎。能吸收药液，多用中药煎煮后做药罐。缺点是容易爆裂漏气，吸附力不大。

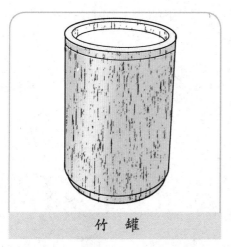

竹 罐

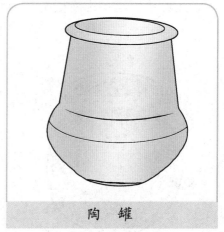

陶 罐

3. 陶罐

陶罐用陶土烧制而成。里外光滑，吸力较大，经济实用，但容易破碎，较重，不便携带，无法观察罐内皮肤变化。

4. 玻璃罐

玻璃罐用耐热硬质玻璃烧制而成。除了药店和医疗器械商店

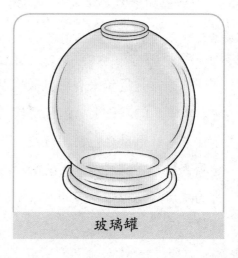

玻璃罐

所售的大、中、小三种型号专用拔罐外，也可用罐口边缘光滑的广口罐头瓶代替。玻璃罐质地透明，可观察到罐内皮肤的充血、瘀血程度，以便随时掌握情况，进行调整，目前临床上使用较为广泛。缺点也是容易破碎。

5. 橡胶罐

橡胶罐是仿照玻璃罐形状以橡胶为原料制成的一种罐具。其优点是不易破碎，携带方便，不必点火，操作简便。缺点是吸附力不强，无温热感觉，不能用于走罐等手法，不能高温消毒。

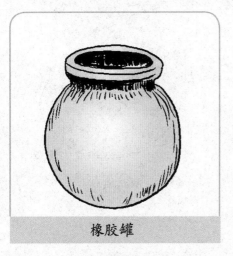

橡胶罐

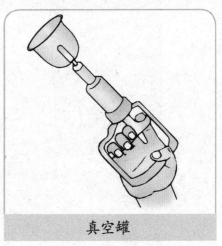

真空罐

6. 真空罐

真空罐是近年来利用机械抽气原理在传统的加热拔罐法（如火罐、水罐）的基础上，结合现代科技研制而成。材料用树脂注塑，罐体透明，重量轻，使用方便，又可通过阀门调整罐内负压大小，起罐容易，坚韧耐用，易清洗消毒，且无玻璃罐容易破碎、不便携带的缺点，为越来越多的家庭所应用。但是无温热感，不能用于走罐等手法。

7. 电罐

电罐是在传统火罐基础上发展起来的。采用了真空、磁疗、红外线、电针等多种技术，具备了多种治疗功效。负压及温度均可通过电流控制，使用安全，不易烫伤皮肤，患者感觉更加舒服。但是体积大，携带不便，成本高，且只适用于固定拔罐，不能施行其他手法。

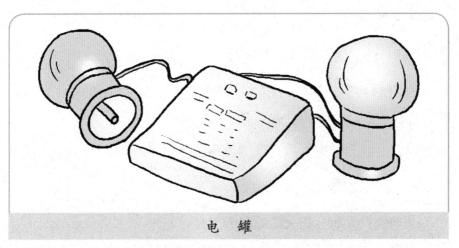

电　罐

 拔罐必备的辅助资料

1. 燃料

酒精：火罐法是以燃烧作为排气手段的，所以在治疗时一般均选用热能高而又挥发快的酒精作为燃料。酒精作为燃料的特点是火力猛、热量高，能迅速排出罐内空气，吸拔力强。而且，一旦吸拔在皮肤上，火可迅速熄灭，不容易烫伤皮肤。一般用95%的酒精棉球做燃媒。

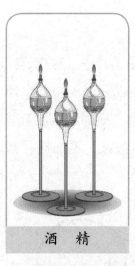
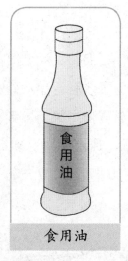
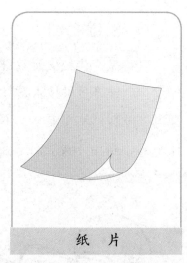

| 酒 精 | 食用油 | 纸 片 |

食用油：食用油也可作为拔罐的燃料。它的缺点是燃烧比较慢，而且有烟，容易把皮肤弄脏。

纸片：纤薄的纸片也可作为拔罐燃料使用。

2. 点火工具

火柴或打火机：拔火罐时用于点火。

镊子或止血钳：用于拔火罐时夹持酒精棉球。也常用细铁丝弯成15厘米左右的长柄，一端用纱布包绕一小撮脱脂棉，外用线缠紧，用来蘸取酒精。蘸取酒精时以不滴为度，过多则易滴到患者身上而烫伤患者。

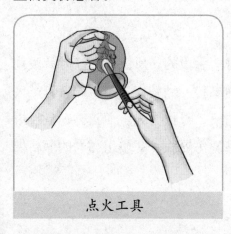
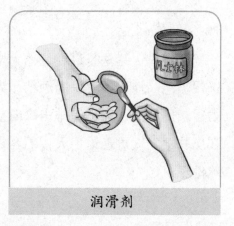

| 点火工具 | 润滑剂 |

3. 润滑剂

拔罐疗法可以不用介质。但对于一些特定的拔罐法需要一些介质作为润滑剂，以防止划伤皮肤。例如在施走罐手法时，需要用介质润滑，以免划伤皮肤。常用介质有液状石蜡、按摩乳、甘油、松节油、凡士林、植物油等。

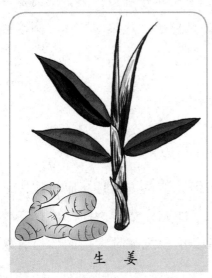

生　姜

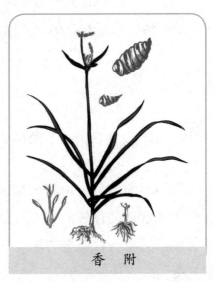

香　附

4. 药物

药物主要用于浸泡罐具（主要是竹罐）或涂抹于患处，以加强拔罐的治疗效果。药物配方主要是根据不同病情而选择的不同中草药。一般以活血化瘀、行气止痛、清热解毒、温经散寒等药物为主，如桃仁、红花、延胡索、生姜、香附等。

5. 消毒用品

在进行拔罐治疗前一般都要清洁皮肤、消毒罐具，这时就需要消毒用品。拔罐选用的消毒用品一般都用酒精脱脂棉球。进行刺血拔罐或使用

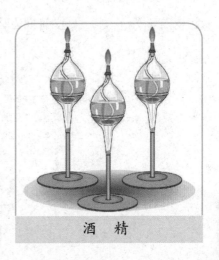

酒　精

水罐，还应准备消毒液，如75％酒精或1％苯扎溴铵（新洁尔灭）。

6. 其他用具

如果要施行针罐法，则要准备好毫针；如果要施行刺络拔罐，则需要准备好皮肤针和三棱针；如果施行药罐法，则要事先准备煮竹罐用的锅、炉等；如果需要对骨骼隆起不平部位拔罐，则需要准备好薄面饼，贴于治疗部位，这种方法称为"垫罐法"和"间接拔罐法"。

拔罐常用的几种体位

拔罐时的体位与治疗效果密切相关。在拔罐时，应根据拔罐部位选择舒适的体位。其原则是：一能充分暴露治疗部位；二要使患者舒适持久；三要方便施术者操作。拔罐时常用的体位有以下几种。

1. 仰卧位

患者自然平躺于床上，双上肢或平放于体侧，或屈曲搭于腹部，下肢自然分开，膝下可垫以软枕。此体位适用于头面、胸腹、上肢内（外）侧，下肢前面、内（外）侧部位的拔罐治疗。

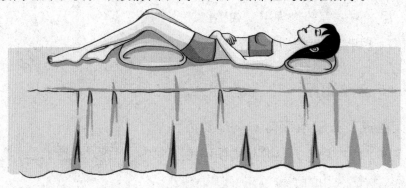

仰卧位

2. 俯卧位

患者自然俯卧在床上，胸前颏下可垫以软枕(也可不垫)，踝关节下也可垫以软枕。此体位适用于项背、腰臀及双下肢后侧的拔罐治疗。

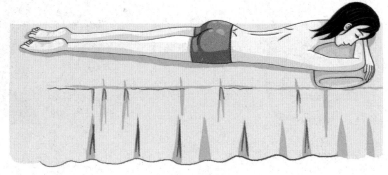

俯卧位

3. 侧卧位

患者自然侧卧于床上，双下肢屈曲，上面的前臂下可垫以软枕。此体位适用于颈、肩、胁肋、髋、膝及上下肢外侧的拔罐治疗。

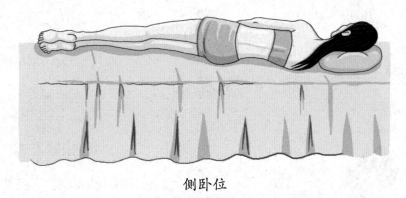

侧卧位

4. 仰靠坐位

患者仰面靠坐于扶手椅上。此体位适用于前头、面颈、上胸、肩臂、腿膝、足踝等部位的拔罐治疗。

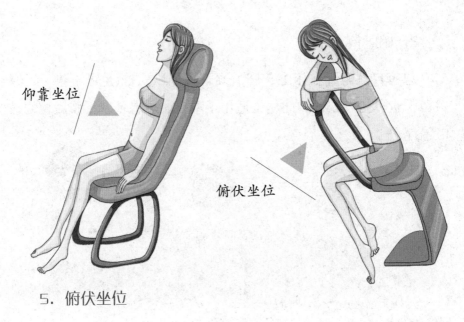

仰靠坐位

俯伏坐位

5. 俯伏坐位

患者头部俯伏于椅背上。此体位适用于头颈、项背等部位的拔罐治疗。

此外，患者在治疗期间最好不要轻易变动体位，尤其在采用留针罐法时，尽量不要变动体位。如果必须变动体位，施术者需要扶稳火罐，帮助患者变动体位。

 了解拔罐的操作流程

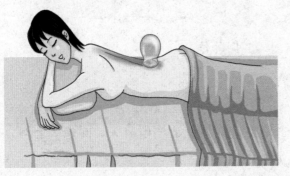

1. 拔罐准备

拔罐时，应根据所拔部位的面积大小而选择不同口径的罐具，在拔罐前用酒精给罐具消毒。让患者取舒适体位，以将选好的穴位和患病部位显露出来。然后施术者站在患者身边，按照不同的操作要领进行拔罐操作。对初次接受拔罐治疗及体弱、紧张、年老等易发生意外反应的患者，宜采取卧位，并选用小罐具，且拔罐次数要少。

2. 了解感受

在拔罐的过程中，施术者应随时询问患者感受，也应随时观察罐内皮肤的变化情况。如果罐具的吸力过大，患者感觉疼痛时，应放入少量空气以减轻吸拔力。方法是：用一手拿住罐体稍倾斜，另一手的手指按压对侧皮肤，以形成微小空隙，使少量空气进入。如果拔罐后患者感到拔罐处无吸力，那么应起罐再拔一次。

3. 拔罐时间

拔罐的时间长短需要根据患者的病情、年龄、体质、所拔罐具的部位、拔罐方法以及罐具的不同来确定。比如，病情轻的拔罐时间可以短些，病情重的拔罐时间可以长一些；年龄大的患者，拔罐时间应适当短些，年纪轻的患者拔罐时间可以长些；头、面、颈、肩部的拔罐时间可以短些，而腰背、臂部、腹部及下肢部位的拔罐时间可以长些。采用闪罐和走罐时，其留罐治疗时间应以罐下局部皮肤出现潮红或呈红豆点状的痧块、痧斑和瘀斑等为准；在采用针罐时，留罐时间的决定因素则取决于针感和出血情况；采用其他罐法时，则要依据具体方法的不同而要求罐下皮肤出现潮红、紫斑、肿胀、疼痛、灼热等为准。另外，还要根据罐具的不同来确定时间。比如，大罐吸力强，拔罐1次只可拔5～10分钟，小罐吸力弱，拔罐1次可拔10～15分钟。

4. 拔罐中护理

拔罐过程中应保持室内温暖，防止患者着凉；应仔细观察罐内皮肤隆起的程度和皮色变化，既要防止罐具的吸力不够使火罐脱落，又要防止因吸力太强而使患者皮肤出现较大水泡。而且，要让患者保持一定的舒适体位，保证拔罐部位的平整，以使罐具稳定。

5. 起罐

起罐又称脱罐，即将罐子从被施术部位取下来。拔罐治疗完毕或者是某个穴位、部位需要重新拔罐时，就到了起罐的时候。起罐时绝不可猛拔，以免损伤皮肤，使患者产生疼痛感，动作要轻柔、协调。其具体操作方法是：先用一只手握住罐具，使之稍稍倾斜，用另一只手的拇指或示食在罐口边缘处挤压皮肤，使气体进

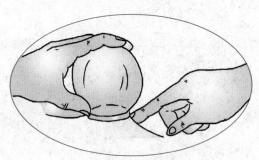

普通拔罐器的起罐方法

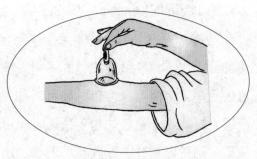

真空拔罐器的起罐方法

入罐内，即可将罐具取下。真空拔罐器的起罐方法是：一手握着或按着吸附的罐体，另一只手向上（向外）拉动排气阀门杆，使之与胶塞松动，使空气进入罐内，罐体内负压消失用手提起罐体即可与皮肤分离，不可用力猛拔罐具。

在起多个罐具时，要按先拔先起、先上后下的原则起罐。这样起罐，可防止发生头晕脑涨、恶心、呕吐等不良反应。

6. 起罐后护理

如果起罐后患者皮肤出现紫红斑点，则属正常反应，无须特

别处理；如果起罐后患者所拔部位如有水泡，可用无菌针将其挑破，用干净棉球擦干，然后涂以紫药水即可；如果患者所拔部位局部皮肤出现水蒸气，宜用棉球擦干；如果起罐后患者局部皮肤绷紧不适，可轻轻按揉皮肤，使其放松；如果起罐后患者皮肤干皱或有裂纹，应涂上植物油；针罐或刺络拔罐后，针口应用医用酒精消毒。拔罐结束后，应让患者休息5～10分钟，饮一杯白开水，以利于排毒。

7. 拔罐疗程

拔罐疗程的确定应根据具体病情及患者的自身状况来确定。对于症状较轻者，往往拔罐 1～2次就可治愈，不用专门设置疗程。对于慢性病，可每天或隔天拔罐1次；对于急性病，可每日1次，如果病情需要，也可每日治疗2～3次。拔罐一般7～10次为1个疗程，中间间隔3～5天后，再进行第2个疗程。对于患者出现的罐斑，应等其消退后再施罐；如罐斑未退，并有触痛，需再次施罐时应选择其他俞穴或部位。

拔罐需要注意的事项

1	拔罐时应保持室内空气清新，温度适中。夏季避免风扇直吹，冬季做好室内保暖，尤其对需宽衣暴露皮肤的患者应令其避开风口，以免受凉感冒。
2	注意清洁消毒。施术者双手、患者拔罐部位均应清洁干净或常规消毒，拔罐用具必须常规消毒。

3	拔罐的工具必须边缘光滑，没有破损。
4	在拔罐过程中，罐具适中，使罐拔得紧而又不过度，当用罐数目较多时，罐具间的距离不宜太近，以免罐具牵拉皮肤产生疼痛或罐具互相挤压而脱落。
5	走罐时要掌握手法轻重，由上而下走罐，并不时蘸植物油或水保持润滑，以免刮伤皮肤。
6	拔罐后，根据患者的病情、皮肤情况，结合季节的不同，选取不同的留罐时间，病情轻、皮肤较嫩、夏季炎热之时，留罐时间应稍短；若病情较重、皮肤粗糙、冬季寒冷之时，留罐时间相对应稍长。
7	拔罐可使皮肤局部出现小水泡、小水珠、出血点、瘀血现象，或有时局部出现瘙痒，均属正常反应。一般阳证、热证多呈现鲜红色瘀斑；阴证、寒证多呈现紫红色或淡红色瘀斑；寒证、湿证多呈现水泡、水珠；虚证多呈现潮红或淡红。若局部没有瘀斑，或虽有潮红，但起罐后立即消失，说明病邪尚轻，病情不重，病已接近痊愈或取穴不准。
8	拔罐后出现水泡较大或皮肤有破损，应先用消毒细针挑破水泡，放出水液，再涂上防腐生肌药即可。
9	拔罐期间注意询问患者的感受。患者感觉拔罐部位发热、发紧、发酸、凉气外冒、温暖舒适、思眠入睡，为正常得气现象；若感觉紧、痛较明显或灼热，应及时取下罐重拔；拔罐后无感觉，为吸拔力不足，应重拔。

10	拔罐过程中，若出现面色苍白、出冷汗、头晕目眩、心慌心悸、恶心呕吐、四肢发冷、神昏仆倒等症状，此为晕罐。遇到晕罐现象时，应立即停止拔罐，让患者平卧，饮温开水或糖水，休息片刻，多能好转。晕罐严重者，应针刺、点掐百会、人中、内关、涌泉、足三里、太冲等穴位，或艾灸百会、气海、关元、涌泉等穴位，必要时应送医院进行急救。对年老体弱、儿童、精神紧张、饥饿、初诊的患者，更应注意防止出现不适。
11	一般拔罐后，3小时之内不宜洗澡。
12	若病情需要，可配合使用其他疗法，如针灸、推拿、药物等，以增强疗效。

拔罐方法及禁忌人群

拔罐疗法要通过排除罐内空气产生负压，而使罐吸附于皮肤上，不同的拔罐方法排气的方法也不尽相同，具体操作方法多种多样，要根据不同病情的需要来选择不同的拔罐方法。

 排气类：三种拔罐方法看着选

按排气方法分类，拔罐方法主要分为火罐、水罐、抽气罐。

1. 火罐

火罐是一种很常用的拔罐法，它是利用点火燃烧的方法排除罐内空气，形成负压，以吸附于体表。常用的操作方法有以下六种。

（1）闪火法：是临床上最常用的方法。本法适用于各种体位，特别适用于闪罐法、走罐法。操作时用镊子夹住酒精棉球，或用一根长约10厘米的粗铁丝，将一端用脱脂棉和纱布包裹成一小鼓槌状，吸取酒精，点燃后伸入罐内旋转片刻，迅速抽出棉球，将罐扣在应拔部位。需较大吸拔力时，可将燃烧的酒精棉球在罐内上中段壁上旋转涂擦，使酒精在罐壁燃烧，然后迅速抽出棉球并将罐扣在应拔部位。棉球不宜吸取酒精太多，否则易流溢烧伤患者皮肤。

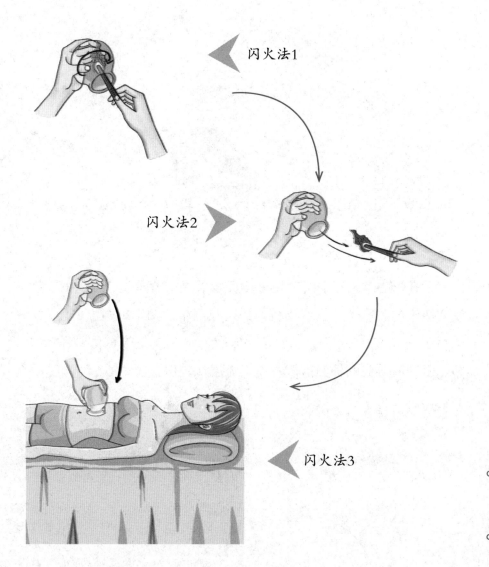

闪火法1

闪火法2

闪火法3

（2）投火法：本法多用于侧面横拔位。操作时用镊子夹住酒精棉球，点燃后投入罐内，迅速将罐扣在应拔部位；或用软质纸稍折叠，也可卷成纸卷（较罐的深度长3厘米左右），点燃后在烧去3厘米左右时投入罐中，不等纸片烧完，迅速将罐扣在应拔部位。

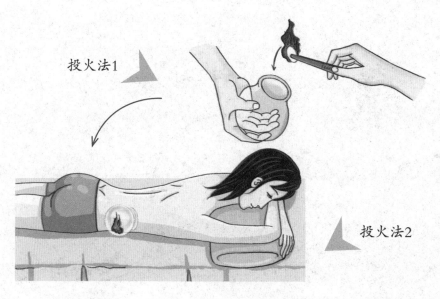

投火法1

投火法2

（3）贴棉法：本法适用于侧面横拔位。操作时首先用0.5～1平方厘米的脱脂棉片，四周拉薄后略吸酒精，贴于罐内上中段，点燃后迅速扣在应拔部位。注意，棉片不宜太厚，吸取酒精不宜太多，否则易造成贴棉脱落以及酒精流溢，烫伤患者。

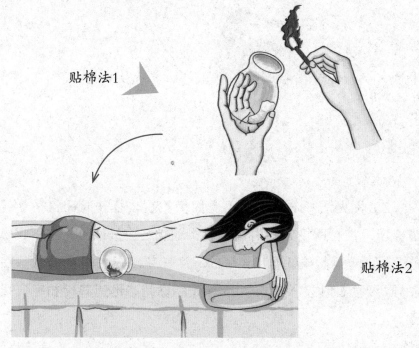

贴棉法1

贴棉法2

（4）滴酒法：本法适用于各种体位。操作时在罐内底部滴入酒精数滴，保持罐口朝上，然后将罐横放，旋转1～3周，使酒精均匀地附于罐内壁上（勿使酒精沾到罐口，以免灼伤患者皮肤），点燃后手持罐底迅速扣在应拔部位。本法操作简单，不需其他辅助用品，适用于家庭保健。注意酒精不宜滴得过多，以免火焰随酒精流溢，灼伤患者。

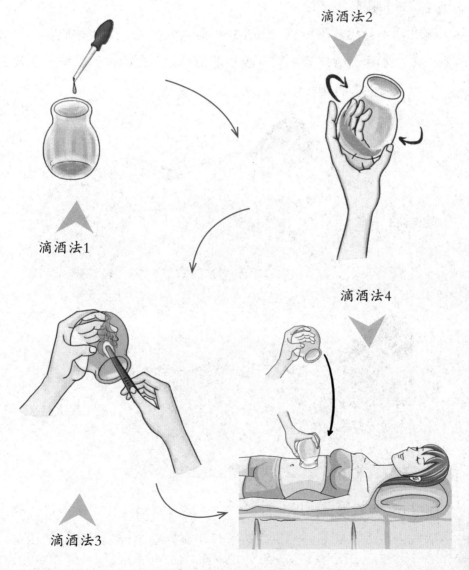

滴酒法1

滴酒法2

滴酒法3

滴酒法4

（5）架火法：本法适用于俯卧、仰卧的大面积部位及四肢肌肉丰厚的平坦部位。它的特点是不受燃烧时间的限制。操作时可选用以下两种方法。

①用易燃的软布或软纸包住一枚铜钱或类似物品，将布或纸的四周折转向上约3厘米，便制成毽子形的点火架。然后置于吸拔部位，点燃布或纸角，也可以将酒精棉球放在点火架顶端点燃，最后迅速将罐扣在应拔部位。

②用不易燃、不传热、直径2～3厘米的物品，如胶木瓶盖、汽水瓶盖、木片、橘皮等，置于吸拔部位中心，再放一酒精棉球于其上，点燃后立即将罐扣上。

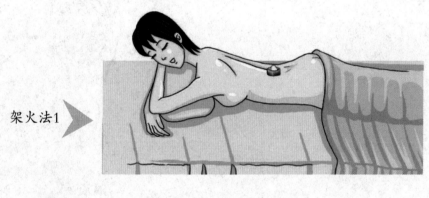

架火法1

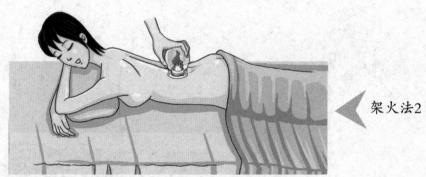

架火法2

（6）弹簧架法：用一直径0.5～1毫米的钢丝绕成弹簧状，放入火罐内，近罐底的一端扭成钩状，钩端部卷上一个棉球，悬挂在罐的中央。拔罐时，在棉球上滴几滴酒精，点燃后将罐扣在应拔部位即可吸住。此架可反复应用。

　　前三种操作方法是临床中常用到的，后三种方法操作起来较复杂，不适宜家庭保健。

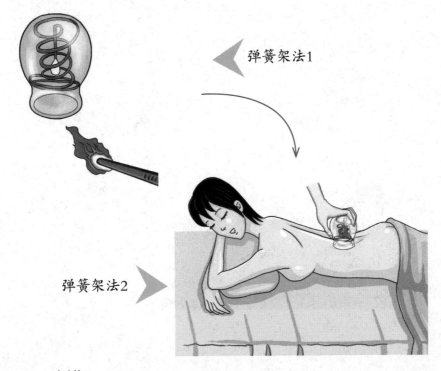

弹簧架法1

弹簧架法2

2. 水罐

　　即先在火罐内装入1/3～1/2的温水，将纸或酒精棉放在近瓶口处点燃，在火焰旺盛时投入罐内，并迅速将水罐扣在需治疗的穴位或部位上。吸拔时罐底必须朝上，这样温水才能充分浸渍于患者的皮肤表面，发挥其温暖的刺激作用。之所以用温水，主要是因为在拔罐刺激的同时，以其温暖水汽来增强局部刺激。若温水过少，温暖刺激的时间就短，效应就差。小抽气罐的体积小，很适宜于头面部、手部等狭窄部位施术，但吸力弱，若配以温水，刺激量就会大大增强，局部的治疗效应就更明显，可以大大缩短治疗时间。温水罐较适宜于局部寒冷不温、虚寒和寒湿类病症，如外感风寒、高烧无汗、咳嗽、胃痛、风湿、腰痛等，通过水的温度能进一步促进经气的畅行。

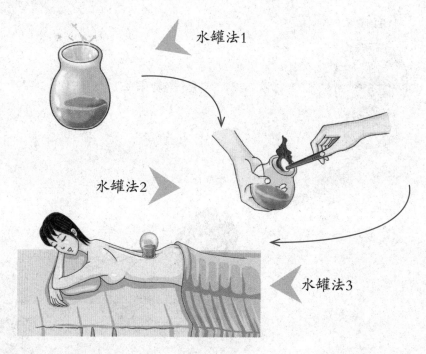

3. 抽气罐

抽气罐法是将抽气罐扣在需拔的部位，上置抽气筒将罐内空气抽出，即产生负压吸着肌肤。这种方法的吸力容易控制，力度可大可小，操作简单，方便安全，适用于家庭自我保健。

 运用类：三种拔罐方法对症选用

1. 药罐法

这是拔罐法与中药疗法相结合的一种治疗方法，以竹罐为工具，药液煎煮后，利用高热排除罐内空气，造成负压，使竹罐吸附于施术部位，这样既可起到拔罐时的温热刺激作用，又可发挥中药的药理作用，从而提高拔罐的治疗效果，在临床上可根据患者的不同病情辨证选择不同的中草药。

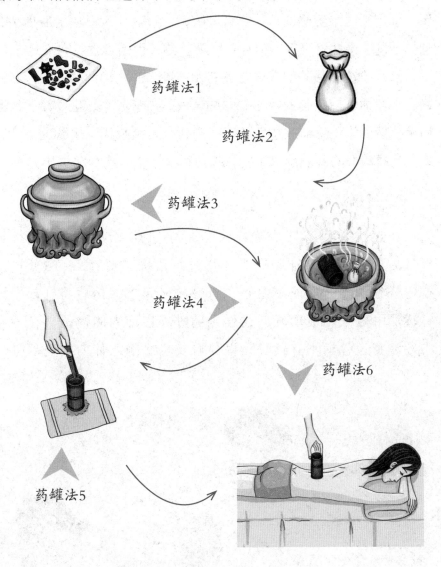

药罐法1

药罐法2

药罐法3

药罐法4

药罐法6

药罐法5

煮药罐法的操作方法是：用纱布将中药包好放入砂锅内，加入适量的水煎煮。煎出药性后，将竹罐放入煮5～10分钟，再将竹罐用镊子夹出，迅速用干净的干毛巾捂住罐口，以使其吸取药液，降低罐口温度，保持罐内的温度。然后，趁热迅速将罐扣在患处或穴位上，手持罐稍加压按约半分钟，使之吸牢即可。此法将拔罐与中药疗法结合在一起，发挥了罐与药的双重作用，又有温热刺激作用，多用于风寒湿痹证，如感冒、咳嗽、哮喘、风湿痛、溃疡病、消化不良、慢性胃炎等。但操作时要熟练，否则可致吸力不足。

　　除了煮药罐法外，药罐法还有储药罐、酒药罐两种方法。储药罐法是在抽气罐中装入1/2～2/3的药液，如紫苏水、生姜汁、风湿酒等，然后用注射器或抽气枪抽去空气，使罐吸拔于皮肤上。酒药罐法是将泡好的药酒滴入罐内，按前述火罐中的滴酒法操作。

2. 针罐法

　　针罐法全称留针拔罐疗法，是在用毫针刺入穴位并行针得气后留针，并以针刺处为中心进行拔罐。留罐5～15分钟，待皮肤红润、充血或瘀血时，将罐轻轻起下，然后将针起出。针罐法一般采用玻璃罐，这样可随时观察罐内的情况。在操作中应注意，针柄不宜过长，以免触及罐底陷入体内出现危险。

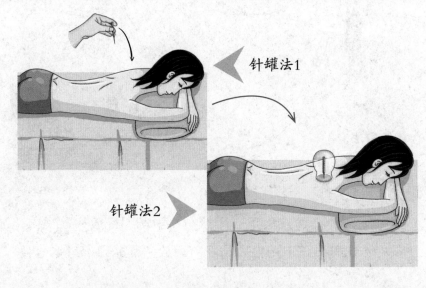

针罐法1

针罐法2

此法不得在胸背部使用。此法还可针刺待拔穴位得气后出针，不按压针孔，立即在出针的穴位上拔罐，并吸出少许血液或组织液。

针罐结合，有针刺与拔罐的双重作用，增强了对经络穴位的刺激量，可提高临床疗效，常用于比较顽固的病症，如中医所指的"痹证"，以及顽固性风湿痛、陈旧性筋骨损伤、坐骨神经痛、腰椎间盘突出等。

3. 刺络拔罐法

刺络拔罐法又称刺血拔罐法或血罐法，是刺血与拔罐相结合的一种临床常用的治疗方法。临床操作有以下两种方法。

（1）在刺络（刺血）后再进行拔罐的一种手法，即在应拔部位的皮肤消毒后，用三棱针点刺出血或用梅花针在局部叩打后，再行拔罐，以加强刺血治疗的作用。此法多用于治疗丹毒、乳痈、跌打损伤致软组织损伤瘀血等。应用此法必须严格消毒，一般留罐10～15分钟，起罐后用消毒干棉球擦净血迹，如患有出血性疾病，如血小板减少、血友病、白血病患者，不可使用刺血拔罐。

（2）皮肤消毒后，用三棱针、粗毫针或平口小刀浅刺，刺激量分为轻刺、中刺、重刺三种。轻刺以皮肤红晕为度，中刺以微出血为度，重刺以点状出血为度。然后，在刺络（刺血）处拔罐，留罐时间10～15分钟，以出血量5～10毫升为度。起罐后，用消毒棉球擦干渗血，3～6天治疗1次，5次为1个疗程。此法适用于病程短、症状较重、表现亢奋，具有红、热、痛、痒等实证型患者，如腰腿痛、风湿痛、肌肉劳损、神经性皮炎、丹毒、皮肤瘙痒、感染性热病、高血压（实证型）等病症。对虚寒体质的患者一般不用此法。

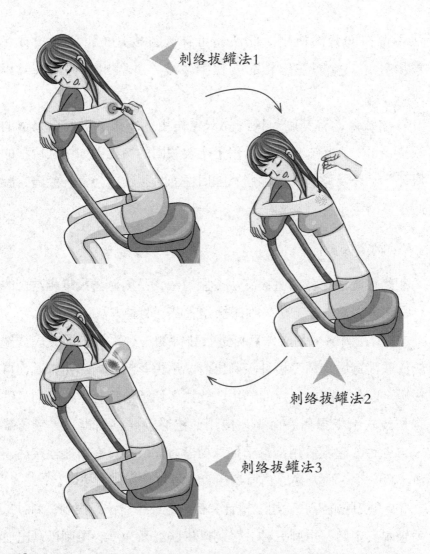

刺络拔罐法1

刺络拔罐法2

刺络拔罐法3

 形式类：五种拔罐方法各显神通

1. 单罐法

如果病位范围较
小，可根据病变或压
痛的范围选择单个适

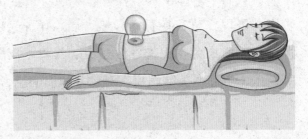

当口径的罐子进行治疗，如胃痛单拔中脘穴，心律不齐、心慌选内关穴，大便不正常选天枢穴，头痛选太阳穴，落枕选肩井穴，腰痛选命门穴等。

2. 多罐法

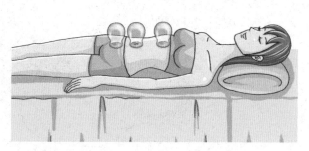

多罐法即多罐并用，治疗时分为排罐法和散罐法两大类，适用于治疗病变范围较广泛、病变处肌肉较丰满或敏感反应点较多的患者。采用此法时，可根据经络走向或解剖形态等情况，酌情吸拔数个或数十个罐，如某一肌肉劳损时可按肌肉的走向位置成行排列吸拔多个火罐，称为排罐法。适用于身体强壮、症状明显的患者，拔罐数目多而排列紧密（罐距小于3厘米）；若体质弱或症状不甚明显的患者，拔罐排列较稀疏（罐距大于7厘米），称为散罐法。

3. 闪罐法

闪罐法是用镊子夹住酒精棉球，点燃后送入罐底，立即抽出，将罐拔于患者患处，随即将罐取下，反复操作，直至皮肤潮红发紫出现痧点为止。这种反复的牵拉、松弛，使皮肤血液反复灌注、输布、再灌注，从而改善了血液循环，对神经和血管有一定的兴奋作用。此法适用于外感风寒、肌肉痿软、皮肤麻木、机能减退的虚弱病症及脑卒中后遗症等。由于此法不会在皮肤上留下瘀斑，故较适合在面部使用。

闪火罐操作时，应注意闪火入罐时要快，快速送入罐底。火切不可在罐口停留太久，以免罐口太热而烫伤皮肤。如果反复闪罐，罐体温度过热，应换另一个罐继续操作。

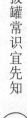

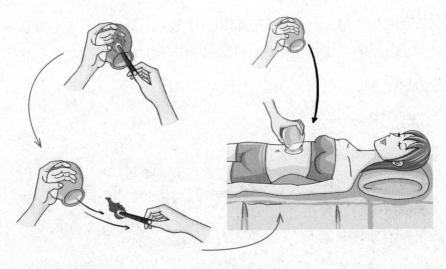

4. 留罐法

留罐法是临床上常用的拔罐方法，适用于一般的各种病症。即罐子拔上以后，在治疗部位上留置10～15分钟，直至皮肤潮红、充血或瘀血。在皮肤娇嫩细腻部位、夏季、吸拔力大、红外线灯照射后同时拔罐时，要适当减少留罐时间。另外，在留罐期间，亦可结合提按、摇动等手法来增强刺激，提高疗效。此法简单实用，广泛应用于各种部位和疾病。

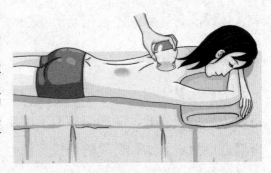

5. 走罐法

走罐法又称推罐、拉罐、行罐等。走罐宜适用罐口壁较厚且光滑无破损的玻璃罐或有机玻璃罐，先在要走罐的皮肤上或罐口上涂一些润滑油，如凡士林、板油等，将罐吸附肌肤后，施术者用手握住罐体，根据病情需要和走罐部位的解剖结构，进行向上下、左右或圆周方向的往返推拉移动，直至走罐部位皮肤潮红、充血，甚至瘀血。需加大刺激时，可以在推拉、旋转的过程中对罐具进行提、按，也可稍推拉或旋转，即用力将罐取下重拔，反复多次，因取罐时常有响声，故又称响罐法。走罐适合于面积较大、肌肉丰厚的部位，如腹背、腰臀、大腿等处，用于经络气血不通、脏腑功能失调、风寒湿邪侵袭、肌肤麻木酸痛等病症。一般背腰四肢部宜上下移动，胸部应按肋骨走向移动，腹部可旋转移动。操作时前进方向的罐口稍向上提起，后半部着力。应根据病情和部位挑选口径适当的罐子（腹背、腰臀用大罐，四肢用小罐），决定吸拔的力量和推移的速度。

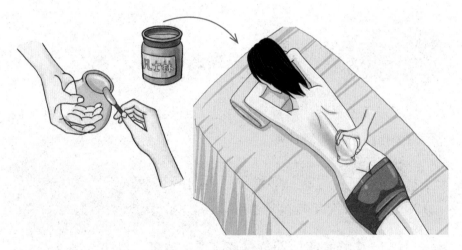

走罐法操作的关键在于当罐具吸住之后，要立即进行推拉或旋转移动，不能先试探是否吸住，否则推拉时就难以移动，用大力推拉会造成患者疼痛，甚至皮肤损伤。在推拉、旋转几次之后，才能停歇。常用的走罐法有以下三种。

（1）**浅吸快移法**：使肌肤吸附于罐体内3～5毫米高，移动速度为每秒30～50厘米，以皮肤微红为度。适用于体虚、年迈、儿童和病情表浅者，如末梢神经炎、轻度感冒等。

（2）**深吸快移法**：使肌肤吸附于罐体内5～8毫米高，移动速度为每秒15～30厘米，以皮肤表面红紫色为度。适用于经络气血不通、脏腑功能失调的多种病症。使用部位常以膀胱经背俞穴为主。

（3）深吸慢移法：使肌肤吸附于罐体内8～12毫米高，移动速度为每秒3～5厘米，以皮肤表面紫黑色为度。适用于久寒痼冷、经络气血阻滞日久、筋脉肌肉失养等病症，如肌肉萎缩、卒中半身不遂、腰椎间盘突出症、坐骨神经痛等。

走罐法操作时，推拉、旋转的速度不宜过快，如过快易导致疼痛，每次推拉移动的距离不宜过长，推拉至皮肤呈潮红、深红或起丹痧点为止。

 ## 禁忌：有些人不宜拔罐调治

为了避免不必要的医疗事故发生，或延误患者的治疗，以下病症应当禁用或慎用拔罐疗法。

1	有出血倾向的患者，如血小板减少性紫癜、白血病、血友病、毛细血管脆性试验阳性等不宜拔罐。
2	皮肤病皮损部位、传染性皮肤病、皮肤严重过敏、局部破损溃烂者不宜拔罐。
3	急性软组织损伤，局部忌用拔罐。
4	外伤、骨折、静脉曲张、大血管体表投影处、心尖搏动处及瘢痕处不宜拔罐。
5	妊娠期妇女的下腹部、腰骶部、乳房及合谷、三阴交、昆仑等穴不宜拔罐。其他部位刺激不宜强烈。

6	五官及二阴处不宜拔罐。
7	身体极度虚弱、形体消瘦、皮肤失去了弹性而松弛者及毛发多的部位不宜拔罐。
8	精神失常、精神病发作期、狂躁不安及破伤风、狂犬病等痉挛抽搐不能配合者不宜拔罐。
9	恶性肿瘤患者不宜拔罐。
10	有重度水肿，病情严重；中度或重度心脏病、心衰、肾衰、肝硬化腹水者不宜拔罐。
11	活动性肺结核的患者，尤其是其胸腹部不宜拔罐。
12	醉酒、过饥、过饱、过度疲劳者均不宜拔罐。

以上所列禁忌证并不是绝对禁用拔罐，在有的阶段，有的疾病可以配合应用该疗法治疗。

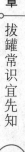

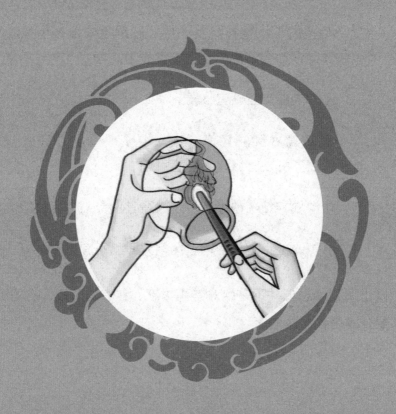

第二章

拔罐来把五脏养

心、肝、脾、肺、肾合称五脏，五脏的主要生理功能是生化和储藏精、气、血、津液和神，故又名五神脏。由于气血是人体生命活动的根本，所以五脏在人体生命中起着重要作用。气血调养的关键在于平衡五脏，既不让某个脏器过分的"足"，也不让其过分的"虚"。只有各个脏器之间的气血平衡了，人才能健健康康。

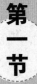

心主血脉，支配着全身气血的运行。心脏功能正常，人体气血才会充足并正常运行，全身各脏腑就能获得充足的营养，维持其正常的功能活动。同样，一个人气血充足，就能保证心脏的血液滋生和运行，保证脉管通道的通畅，心脏就有源源不断的动力。

心：人体气血运行的"发动机"

众所周知，人体的所有器官都是在心脏的调动下工作的，气血充足，就可保证心脏工作顺利，心脏功能良好，气血也能井然有序地运行。《黄帝内经》记载："心藏神，为诸脏之主。若血气调和，则心神安定；若虚损，则心神虚弱。"由此来看，气血和心脏是紧密联系的，把心脏比喻成气血运行的"发动机"，一点不为过。

中医学认为，心主血脉。意思是说，心气不仅能保证心脏的血液滋养和运行，还能保证脉管的通畅，从而保证心脏有源源不断的动力。气血不足最先影响的就是心脏，心脏的病变主要反映在心脏本身及其主血脉运动功能的失常，以及大脑及其各组织器官的功能失常。"心藏神"，是说人的精神活动很大部分是由心神所管。如果记忆力下降，思维能力减退，还出现心悸、心慌、失眠的症状，就说明你的心血不足，心脏失去了营养，动力自然就不足了。

就地取材，养心就取"心经"

心属火，中医学认为，心开窍于舌，主血脉，支配着全身气血的运行。《黄帝内经》中讲："心为君主之官。"可见，心脏及其经络是人体代谢运行中的"核心总部"。中医还将头脑的精神意识活动归入"心"的范畴，事实上人体对外界的一切反应变化，也会立即影响到心的跳动和神志的变化，故称心为"君主之官"。

手少阴心经起自心中，出来后归属于心系（心脏周围的组织），向下通过膈肌，联络小肠。其分支从心系向上夹着食道连于目；其直行主干又

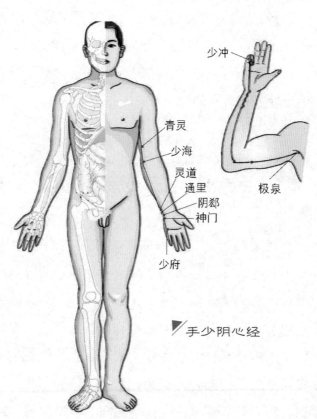

少冲

青灵

少海

灵道

通里
阴郄
神门

极泉

少府

▶ 手少阴心经

从心系上肺，向下斜出于腋下，沿上肢内侧后边，至肘中，沿前臂内侧后边，到手掌后豆骨突起处进入掌内后边，沿小指桡侧到达其末端。脉气由此与手太阳小肠经相连。

心经穴位主治心脏、胸部及精神方面的疾病及经脉循行部位的其他病症包括眼睛发黄，胸胁疼痛，上臂、前臂内侧后边痛或厥冷，手掌心热。手少阴心经支脉从心系上夹于咽部，心经有热则咽干；阴液耗伤则渴而欲饮；心之经脉出于腋下，故胁痛；心经循臂内侧入掌内后廉，心经有邪，经气不利，故手臂内侧疼痛，掌中热痛。心脉痹阻则心痛；心失所养，心神不宁，则心悸、失眠；心主神明，心神被扰，则神志失常。

中医学认为，人在上午的气血运化都属阳气，到午时（11：00—13：00）开始生阴，手少阴心经的气血在午时最旺，拔罐之后，小憩一下，"心主神明，开窍于舌，其华在面"，心气推动血液运行，安神养精气；人在午时能睡片刻，对于养心大有好处，可使下午至晚上精力充沛。

 ## 心包经，君主之官的护佑"大力士"

何谓心包？"心包为心之外膜，附有脉络，气血通行之道。邪不能容，容之心伤。"其实心包就是心外面的一层薄膜。这层薄膜对于心倍加体贴、呵护，邪气犯心，必先攻击心包。也就是说，心包常常代心受邪，它是心的保护组织，又是气血通道，可清除心脏周围的外邪，使心脏处于完好状态。手厥阴心包经主治的疾病大多与心脏、神志有关。实践证明，心包经与我们的生活须臾不可脱离，我们有必要对其进行多侧面、全方位的了解。

手厥阴心包经起于胸中，出属于心包络，通过横膈，依次循序下行，通过胸部、上腹、下腹，联络三焦。其胸部支脉从胸中出于胁部，经腋下三寸处（天池穴），上行至腋窝，沿上肢内侧，于手太阴、手少阴之间，直至肘中，下向前臂，走两筋（桡侧腕屈肌腱与掌长肌腱）之间，过腕部，入掌心（劳宫穴），到达中指桡侧末端（中冲穴）；其掌中支脉从掌中（劳宫穴）分出，沿着环指尺侧至指端（关冲穴），与手少阳三焦经相接。

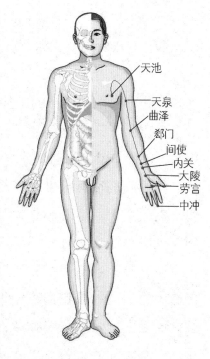

天池
天泉
曲泽
郄门
间使
内关
大陵
劳宫
中冲

▲ 手厥阴心包经

心包经与我们的日常生活有什么样的关系呢？一个非常明显的例子就是我们在紧张的时候手心容易出汗，到底为什么"心里"紧张，汗却那么快地就出现在"手"上呢？因为汗为心的津液，所以，在紧张的时候，人的气机就乱了，手厥阴心包经就以"替补"的形式开始代替心行使功能，心包经的收敛功能得不到发挥，那么，汗液就散布到了手上。有时候我们的肘臂屈伸起来好像总有点生硬，在较为拘谨的场合不由自主地会搓手，这种下意识动作其实也是一种自救，一种自我的帮助，实际上搓手心也是在"内求"心包经，希望其发挥功能救自己于危难之中。

《黄帝内经》中认为，心经是君主之官。君主之官便有个特性，就是君主不受邪。心包经相当于心经的外卫。外卫是代君受过的，就好像过去的宦官。如果君主有了问题，我们不能去打君主，就是不能直接去打我们的心脏，那会更加危害我们的身体，但是，我们可以打宦官，宦官就是替君主受过的，所以可以去拍打心包经。心包经出属心包，下膈，历络三焦，起于胸中乳头外一寸天池穴，止于中指指甲旁的中冲穴，左、右臂各9个穴位。故可以对付上、中、下三焦之病症，同时还能代心受过，被称为"心仓之臣"，以担当保护我们身体的神明之主（心脏）。

这里我们很容易发现一点，心包经直线经过手掌、手腕、手臂，然后进入左边的心脏，两手是对称的。若出现唉声叹气、胸闷、乳房痛等症状时，用手掌重重地敲打手掌内侧，或者用手掌敲左手手腕上的三个指头处就可以了。要知道，手指上的穴位是经络的末端，如果我们将经络比作是琴弦，那么我们手指的练习就好比是在琴弦的一端弹琴，必然带动着整条琴弦（经络）的振动，经络时常活动着，自然就会保持畅通的状态，手上心包经畅通了，心脏自然就健康。在心包经上拔罐，可拔去经络里的瘀堵处和热邪。

 ## 健脑益智，拔罐梳头不再"健忘"

大脑是使用频率最高、也最容易疲劳的器官。长时间用脑、不注意休息，都会引起脑涨、反应迟钝、思维能力下降。随着年龄的增长，大脑功能逐步减弱，脑力逐渐减退，出现记忆力差、健忘等症状。进入老年，脑力减退更为明显。引发健忘的原因从根本上来说就是气血方面出了问题，因此调理上也必须从补气血入手。选择适当的经穴，用拔罐疗法进行健脑，对经常用脑的人大有裨益。此外，拔罐还可预防阿尔茨海默症。

【对症拔罐】

选穴：太阳、百会、三阴交、足三里、内关、肾俞、肝俞、心俞。

操作：单纯拔罐法。在上述穴位中每次选取2～3个穴位，每穴吸拔10～15分钟。每周3次，1个月为1个疗程。

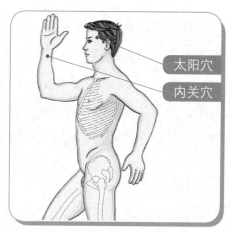

太阳穴

内关穴

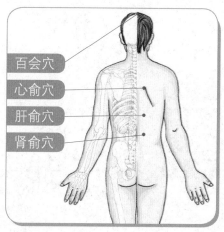

百会穴

心俞穴

肝俞穴

肾俞穴

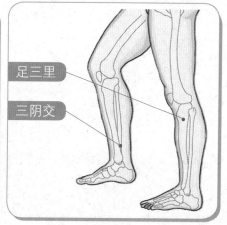

足三里

三阴交

小贴士

调适情志，劳逸结合，多参加户外活动；不过度熬夜，保证充足睡眠；常梳头，晨起、睡前用木梳梳头皮3～5分钟，有醒脑、健脑的功效。同时注意增加营养，保持身体有足够的能量供给。

益气养血，一觉到天亮"不失眠"

失眠表现为入睡困难、时寐时醒或醒后不能再睡，严重者可通宵难眠，常伴有精神不振、头痛、头晕、心悸、健忘、多梦、食欲不佳等症。很多因素都可以造成失眠，如精神因素诱发的、躯体疾病引起的。年龄、文化、生活习惯、工作环境等都与失眠有着密切的关系。此外，药物也可以引起失眠。中医称失眠为"不寐"，是人体阴阳、气血不调造成心神不安、心失所养或心血不足等引起的。

【对症拔罐】

选穴：心俞、肝俞、脾俞、胃俞、神门、三阴交。

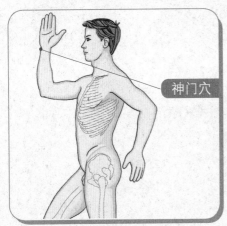

神门穴

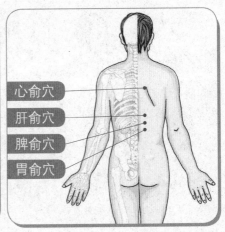

心俞穴
肝俞穴
脾俞穴
胃俞穴

操作：针罐法。先针刺神门穴、三阴交穴，然后用闪火法将大小适中的火罐吸拔于心俞穴、脾俞穴、胃俞穴、肝俞穴，留罐20分钟。每天治疗1次，10次为1个疗程；走罐法。在其背部涂上适量的按摩乳或油膏，选择大小适宜的玻璃罐或竹罐，用

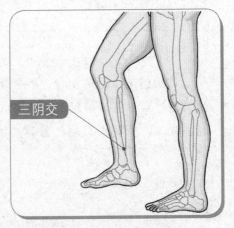

三阴交

闪火法将罐吸拔于背部，然后来回走罐数次，走罐时手法宜轻，直至局部皮肤潮红。再将火罐吸拔于心俞穴，留罐10分钟。

拔补心气，神清气爽"神经不衰弱"

神经衰弱是一种常见的神经症，系指精神活动长期持续的过度紧张，由脑的兴奋和抑制功能失调造成的，以精神活动易兴奋和脑力与体力易疲劳为特征。常表现为失眠、多梦，常感精神疲乏，注意力不集中，记忆力减退，四肢无力，稍微用脑就头痛、眼花，不愿多活动。中医学认为，本病属七情（喜、怒、忧、思、悲、恐、惊）致病，另外，体虚久病、劳倦思虑太过、饮食不节等也是致病因素。

【对症拔罐】

拔疗（1）

选穴：内关、足三里、三阴交、心俞、肾俞、脾俞。

操作：刺络拔罐法。先在上述穴位上进行常规消毒，用三棱针点刺上述穴位，然后用闪火法将罐吸拔在点刺的穴位

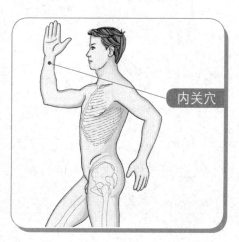

内关穴

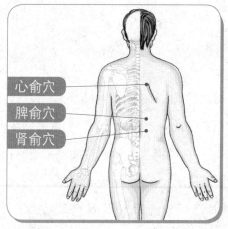

心俞穴
脾俞穴
肾俞穴

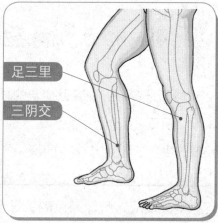

足三里
三阴交

上，留罐3～5分钟，先吸拔一侧穴，第二天再吸拔另一侧穴，两侧交替使用，每天1次，10天为1个疗程。

拔疗（2）

选穴：①脾俞、肾俞、身柱、灵台；②大椎、心俞、身柱、灵台；③中脘、关元。

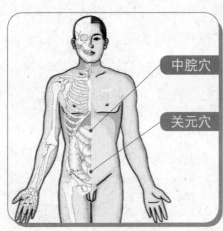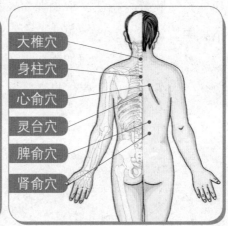

中脘穴

关元穴

大椎穴
身柱穴
心俞穴
灵台穴
脾俞穴
肾俞穴

操作：以上3组穴位可交替使用，每次任选1组。先用三棱针点刺上述3组穴位中选中的1组穴位，出针后拔罐，留罐10～15分钟。每天1次，7次为1个疗程。一般1～3次后即可见效。

 ## 补足心气，防突发耳聋"听不清"

耳聋是各种听力减退症状的总称，为耳科临床常见病。轻者耳失聪敏、听声不远或闻声不真，重者听力消失。临床上常将耳聋分为轻度、中度、重度和全聋四级。常发于中老年人。中医学认为，肾开窍于耳，心也寄窍于耳，心又主血脉，如果心气不足时，人体的气血运行就会受阻，气滞则血凝，导致耳脉经气无以充养耳窍而致聋。

【对症拔罐】

选穴：耳门、听宫、翳风、听会、脾俞、肾俞、外关、中渚、阳陵泉、足三里、三阴交、太溪、侠溪。

操作：单纯火罐法。用单纯火罐法吸拔上述穴位，留罐10分钟，隔天1次。

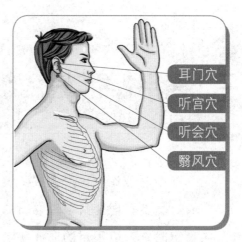

耳门穴
听宫穴
听会穴
翳风穴

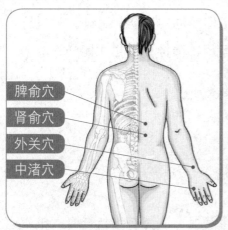

脾俞穴
肾俞穴
外关穴
中渚穴

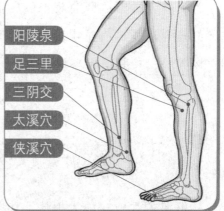

阳陵泉
足三里
三阴交
太溪穴
侠溪穴

养肝护肝怎么拔

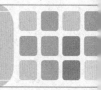

在中医理论中，肝主要负责藏血和疏泄。它就像一个物流中心，负责管理全身各种物质的流通和运输。当人们休息或情绪稳定时，大量不用的血液就贮藏在肝内，当劳动或情绪激动时，肝就排出这些血液，供应机体活动的需要。另外，通过肝的疏泄功能，气血才得以正常运行，精神情志也才能畅达。所以养肝、护肝是相当重要的。

 ## 肝：人体气血运行的"交通枢纽"

肝脏的主要功能为主疏泄和主藏血，肝具有维持全身气机疏通畅达、通而不滞、散而不郁的作用。肝脏还是一个储血器官，由脾胃化生的血液，并不会直接全部用完，那一部分剩余的血液就会藏在肝脏中。这两方面的功能是肝血、肝气、肝阴、肝阳的共同作用产生的，正是因为肝脏的这些功能决定肝脏在气血的生成过程中起着主要的作用。

肝脏主疏泄，一旦气血失常、生成不足或消耗过大使肝脏气血亏虚时，直接导致气机不畅，使肝脏的疏泄功能失常，疏泄不及造成肝气郁结，表现为精神抑郁、困乏无力、胸胁胀满等；疏泄太过容易造成肝气上逆，表现为急躁易怒、心烦失眠、耳目胀痛、面红

目赤。肝主藏血，肝脏气血亏虚后，使肝脏藏血不足，肝血亏虚，肝体失养，阴不止阳，肝阳上亢可出现眩晕、头胀、口舌生疮等症状。肝血不足，肝脏的调节血流量失常，会导致机体众多部位供血减少，脏腑组织失养而产生病变。肝气虚，则藏血失常，收摄无力，临床表现为吐血、女性月经量过多或者崩漏。

就地取材，养肝护肝就用"肝经"

肝属木，中医学认为，肝主筋，支配着全身肌肉、关节。肝开窍于目，主疏泄和藏血功能。

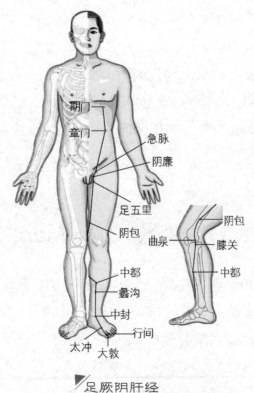

足厥阴肝经

足厥阴肝经起于足大趾爪甲后丛毛处（大敦穴），沿足背内侧向上，经过内踝前一寸处（中封穴），上行小腿内侧（经过足太阴脾经的三阴交穴），至内踝上八寸处交出于足太阴脾经的后面，至膝腘内侧（曲泉穴）沿大腿内侧中线，进入阴毛中，环绕过生殖器，至小腹，夹胃两旁，属肝，络胆，向上通过横膈，分布于胁肋部，沿喉咙之后，向上进入鼻咽部，连接目系（眼球后的脉络联系），上经前额到达巅顶与督脉交会。其目系支脉从目系走向面颊的深层，下行环绕口唇之内；其肝部支脉从肝分出，穿过横膈，向上流注于肺（交于手太阴肺经）。

足厥阴肝经属肝，络胆，与肺、胃、肾、脑有联系。主治肝病、妇科病、前阴病以及经脉循行部位的其他病症，如腰痛、胸满、呃逆、遗尿、小便不利、疝气、少腹肿等症。

足厥阴肝经在丑时（1：00—3：00）经气最旺，这时人体的阴气开始下降，阳气开始上升，这时应该安静地休息，以与自然之气相应，这是对肝最好的保养。手足厥阴同气相应，可改在同名经手厥阴心包经旺时吸拔，也就是晚上19：00—21：00，来养肝补肝以去其疾。心情不畅时在肝经的期门穴和胆经的日月穴上拔罐是对肝胆最好的养护。

疏肝化瘀，轻松吸拔预防"脂肪肝"

脂肪肝是指由于各种原因引起的肝细胞内脂肪堆积过多的病变。正常肝内脂肪占肝重的3%～4%，若脂肪含量超过肝重的5%即为脂肪肝，严重者脂肪量可达40%～50%。脂肪肝的临床表现多样，轻度脂肪肝多无临床症状，易被忽视。中、重度脂肪肝有类似慢性肝炎的表现，如食欲缺乏、疲倦乏力、恶心、呕吐、体重减轻、肝区或右上腹隐痛等症状。中医学认为，本病多因肝郁脾虚、湿热内蕴，或饮食不节、长期营养不良等而致肝胆湿热蕴结、瘀血阻滞所致。

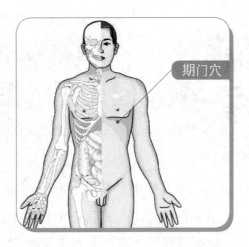

期门穴

【对症拔罐】

选穴：脾俞、肝俞、期门、足三里。

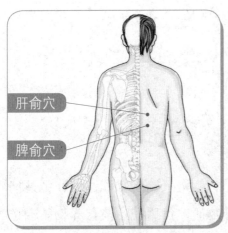

肝俞穴
脾俞穴

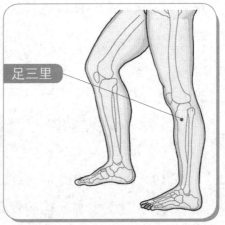

足三里

操作：刺络罐法。先用常规方法对上述穴位进行消毒，接着用三棱针点刺各穴，以微出血为度，再在各穴上拔罐，留罐10～15分钟。每天1次，10次为1个疗程。

小贴士

　　脂肪肝患者拔罐治疗应为辅，中、西医结合药物治疗应为主。每天坚持适当的体育运动，以加强体内脂肪的消耗。日常饮食中要控制脂肪和糖类的摄入，少盐、戒酒，多食粗纤维食物。

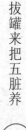

养脾健胃怎么拔

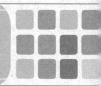

在五脏中，脾是居中的，它是"仓廪之官"，最大的功能是负责运化。人们吃进来的食物，经由胃消化后，由脾将这些精微物质及水液输送给其他脏器，人的各种活动和器官的运行都要靠它来进行，所以说脾是人体的后天之本。后天养生首要的是养脾胃。

脾：人体气血运行的"加工厂"

脾胃为气血的生化之源，就是把吃进来的食物和水液，经过消化和吸收，化生为身体所需的营养物质，然后把这些营养物质输送到全身。这些营养物质包括气和血，所以脾是气血的"加工厂"。脾在气血的生成过程中起着重要的作用，一旦气血亏虚影响了脾的正常功能，则会进一步导致气血生成不足，形成恶性循环。除了生化气血外，脾脏的主要功能还有主运化、主升举和统血。通过脾的散布达到脏腑组织发挥其营养作用，人体内脏位置的相对稳定依靠的就是脾气的升举作用；脾脏统血的功能体现在控制血液在血管内流动而不逸出血管之外。

如果气血充盈，脾脏得到充足的营养，则脾的运化功能强健，升举有力，统血功能健全，常表现为精力充沛、肢体强健有力、面色红润。如果脾气虚弱，脾生血不足，就会引起贫血，再生障碍性贫血就是其中一种。

就地取材，养脾健胃多用"脾经"

脾位于中焦，在膈之下。脾主运化水谷精微，为人体气血生化之源，故被称为"仓廪之官""后天之本"。脾属土，中医学认为，脾开窍于口，主肌肉四肢，其经脉与胃相连，形成表里关系。

足太阴脾经起于足大趾内侧端（隐白穴），沿足内侧赤白肉际上行，经内踝前面（商丘穴），上小腿内侧，沿胫骨后缘上行，至内踝上8寸处（漏谷穴），走出足厥阴肝经前面，经膝股内侧前缘至冲门穴，进入腹部，属脾，络胃，向上通过横膈，夹食管旁（络大包，会中府），连于舌根，散于舌下。其支脉从胃部分出，向上通过横膈，于任脉的膻中穴处注入心中，与手少阴心经相接。

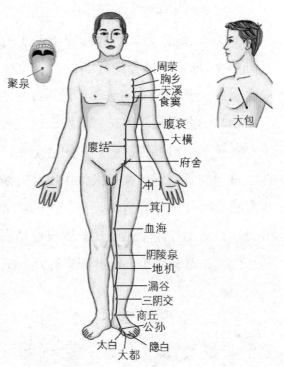

聚泉

周荣
胸乡
天溪
食窦

腹哀
大横

腹结
府舍

冲门

箕门

血海

阴陵泉
地机
漏谷
三阴交
商丘
公孙
太白
大都
隐白

大包

足太阴脾经

第二章 拔罐来把五脏养

足太阴脾经属脾，络胃，与心、肺等有直接联系。本经主治脾胃病、妇科病、前阴病及经脉循行部位的其他病症，如胃脘痛、呕吐、嗳气、腹胀、便溏、黄疸、身重无力、舌根强痛、下肢内侧肿胀、厥冷、足大趾运动障碍等。

脾胃是后天之本、气血生化之源。脾胃位居中焦，同主消化，但各司其职，即胃主纳，脾主运。胃喜润恶燥，喜凉恶热；脾喜燥恶湿，喜热怕寒。胃气以通降为和，不降则腹胀便秘，嗳气呃逆。脾气以上升为健，不升易头晕泄泻，四肢困倦，内脏脱垂。所以在养脾的同时还应重视调胃。而十二经脉中与脾胃关系最密切的应该是足太阴脾经和足阳明胃经。

滋养脾的经络首选脾经和胃经。足阳明胃经经气在早晨（7：00—9：00）最旺盛，足太阴脾经在上午（9：00—11：00）最旺盛。7：00—9：00是吃早餐的时间，人在此时段吃早餐最容易消化，吸收也最好。早餐可安排温和养胃的食品，如稀粥、麦片、馒头等。过于燥热的食品容易引起胃火盛，出现嘴唇干裂、唇疮等问题。不吃早餐更易引起多种疾病。"脾主运化，脾统血。"脾是消化、吸收、排泄的总调度，又是人体中血液的统领。脾主肌肉四肢。吃过早餐后，需要依靠脾胃的运化，脾的功能好，消化吸收就好，血气充足，白天工作才干劲十足。脾胃经循行于腿的两侧和胸腹部，吸拔两腿或推摩胸腹都是滋养脾胃的好方法。

调补胃气，防治实虚型呃逆

呃逆俗称"打嗝"，是以气逆上冲，喉间呃呃连声，声短而频，令人不能自主为特征的一种病症，常伴有胸膈痞闷、脘中不适、情绪不安等症状。呃逆中医称"哕""哕逆"，是由饮食不当、情志不和及久病体虚所致。病位在膈，病变脏腑在胃，胃居膈下。胃失和降，膈间气机上逆，上冲喉间，发生呃逆。一般分为实证和虚证两种，突然发作，初起呃声响亮为实证，久病呃逆声低多属虚证。

【对症拔罐】

实 证

拔疗（1）

选穴：中脘、膈俞、胃俞、内关、足三里。

操作：单纯拔罐法。在上述穴位上拔罐，留罐15分钟，每天1次。

拔疗（2）

选穴：大椎、膈俞、肝俞。

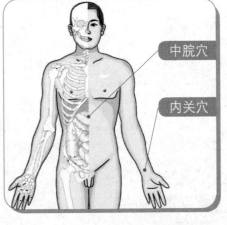

中脘穴

内关穴

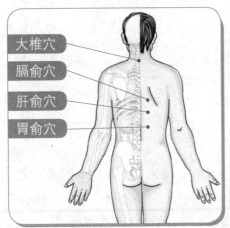

大椎穴
膈俞穴
肝俞穴
胃俞穴

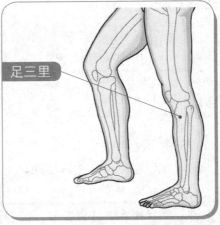

足三里

操作：针罐法。先用毫针针刺上述各穴，留针20分钟后拔罐，留罐10分钟，每天1次。

虚 证

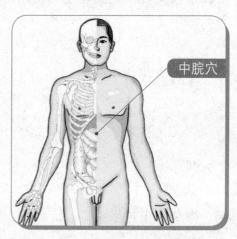

选穴：中脘、脾俞、胃俞、肾俞、足三里。

操作：单纯拔罐法。在上述穴位上拔罐，留罐10分钟，每天1次。

中脘穴

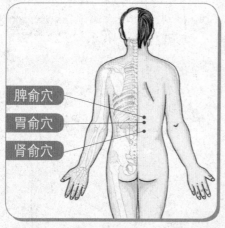

脾俞穴

胃俞穴

肾俞穴

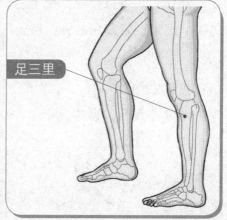

足三里

小贴士

如呃逆见于危重病后期，正气虚败，呃逆不止，饮食不进，出现虚脱倾向者，应及时送医院诊治，积极治疗原发病，以免贻误病情。平时饮食要适量有节，细嚼慢咽，不过食生冷油腻的食物。

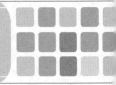

在人体内，肺居胸中，它的位置最高，古称"华盖"，其上连气管，以喉为门户，开窍于鼻，为气体出入的通道。如果肺怠工了，人体就会出现咳嗽、哮喘等一系列疾病。而肺为娇脏，不耐寒热，不耐邪侵，不耐药物的"毒侵"，因此，选择无不良反应的拔罐疗法就显得很重要了。

肺：分配气血的人体"大管家"

肺在脏腑中的地位仅次于心。肺主一身之气，助心行血，促进水液输布和排泄。通过肺气清肃与下降的运动，使周身含有浊气的血液流经于肺并加以清除，使血液保持洁净；通过气体交换，然后将富含清气的血液输送至全身，维持呼吸运行正常，辅助心脏推动血液运行，促进水液输布排泄。

在凌晨3：00—5：00，人体的所有器官都要休息，只有这样，肺才能合理地分配气血津液。此时，人体不仅要熟睡，而且要处于深度睡眠，只有这样才能使全身的各个器官进入"休眠"状态，我们的"管家"才能不受打扰地工作。这时，全身的气血要流注于肺经，通过肺的宣发和肃降，人体的气血得到重新分配，人体器官的功能才能正常。

如果气血不畅，肺气不足，就会影响肺的呼吸功能，则会出现言语低微、疲倦乏力、胸闷、咳嗽、喘促等，从而清气不能吸入，浊气不能排出，全身的脏腑器官得不到营养的供应，四肢百骸得不到濡养，就会出现胸中憋闷胀痛、咳喘无力、心悸、口唇发干、舌质青紫、关节炎、骨质增生等；肺气下降还可使津液随之下行，水液输布、排泄出现障碍，则汗、尿不能正常排出体外，停聚于体内，则可见咳喘、咳痰、水肿、尿少等症。

就地取材，养肺益气调养"肺经"

肺属金，中医学认为，肺开窍于鼻，其华在毛。肺主气，司呼吸，全身的气机（气的升降出入运动）受着肺气的支配和调节。在五脏之中，肺脏是唯一和外界直接相通的。肺可以通过咽喉、鼻腔直接跟外界相通，所以气候对肺脏来讲影响最大。因此，要想身体健康无病，首先要注意养肺。

手太阴肺经能养肺，该经起自中焦（腹部），向下联络大肠，回过来沿着胃的上口贯穿膈肌，入属肺脏，从肺系（气管、喉咙）横行出胸壁外上方，走向腋下，沿上臂前外侧，至肘中后再沿前臂桡侧下行至寸口（桡动脉搏动处），又沿手掌大鱼际外缘出拇指桡侧端。其支脉从腕后桡骨茎突上方分出，经

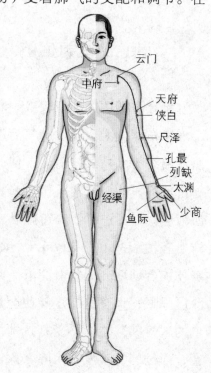

云门
中府
天府
侠白
尺泽
孔最
列缺
太渊
经渠
鱼际
少商

手太阴肺经

手背虎口部至示指桡侧端，脉气由此与手阳明大肠经相接。

手太阴肺经属肺，络大肠，通过横膈，并与胃和肾等有联系，所以，该经病症多表现为发热，恶寒，或汗出中风，肩背痛寒，缺盆中痛，肺胀，咳喘，胸部胀满，心烦，小便数而少，少气不足以息，手足心热。

手太阴肺经的经气寅时（3∶00—5∶00）最旺，肝在丑时把血液吐故纳新之后，将新鲜血液提供给肺，再由肺调配，输布于全身。所以，人在清晨面色红润，精力充沛。寅时，有肺病者反应最为强烈，如剧咳或哮喘而醒，这是气血不足的表现，这时可以吸拔肺经以缓解症状。

寅时为什么要和肺对应起来？肺是主气的，气推动血的运行。人体的血是靠气来推动的，气和血的关系如影随形。气滞血止，气行血行。养生讲求人体气机要顺其自然，所以，中医的经脉是从肺经开始的，人体气机也是从肺经开始的。肺经旺的时候睡觉，能够肃降浊气，使肺气清，这样有助于养肺和顺应太阳的天势升起人体阳气，使人一天阳气充足；否则，就很难发动人体阳气，人体阳气淤积在人体下部不能由命门向上升起，会严重损害人的身心健康。

 ## 宣通肺气，吸拔瘀痰不再咳嗽

咳嗽是呼吸系统最常见的症状之一，是人体的一种保护性反应。当呼吸道黏膜受到异物、炎症、分泌物或过敏性因素等刺激时会反射性地引起咳嗽，多见于冬春季节。本病属中医"咳嗽"范畴，一般分为外感咳嗽（风寒袭肺、风热犯肺、风燥伤肺）和内伤咳嗽（痰湿蕴肺、痰热郁肺、肝火犯肺、肺阴亏耗）。一般来说，拔罐治疗外感咳嗽要祛邪宣肺、化痰止咳，内伤咳嗽要扶正补虚、止咳化痰。

【对症拔罐】

外感咳嗽

拔疗（1）

选穴：肺俞、大椎、身柱、曲池。

操作：单纯拔罐法。在上述穴位上拔罐，留罐10～15分钟。

拔疗（2）

选穴：背部膀胱经。

操作：走罐法。在背部膀胱经第一侧线走罐，至皮肤瘀血为度，隔天1次。

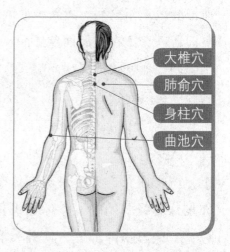

大椎穴
肺俞穴
身柱穴
曲池穴

内伤咳嗽

拔疗（1）

选穴：膻中、曲池。

操作：单纯拔罐法。在上述穴位上拔罐，留罐5～10分钟。

拔疗（2）

选穴：定喘、肺俞、肝俞、肾俞。

操作：闪罐法。在上述穴位上闪罐10～20次，以皮肤微红为度。

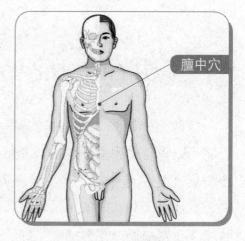

膻中穴

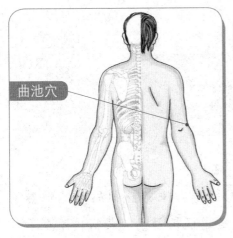

曲池穴

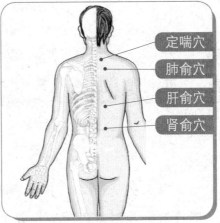

定喘穴
肺俞穴
肝俞穴
肾俞穴

小贴士

拔罐治疗咳嗽前，最好先在医院确定没有器质性病变，再尝试此法。咳嗽初起要综合治疗，以免延误并发支气管肺炎，或转为慢性迁延难愈。

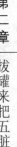

肾为先天之本，是从父母那里得来的。但后天的保养同样重要，对肾后天的保养主要是保护肾精、肾气，不至于让它过早地消耗、用完。肾脏是主管蛰伏的脏器，是人体精气封藏的根本。我们的保健是在促进肾脏的功能，养肾、补肾、护肾、健肾可以防止早衰，延缓肾虚，提高生活质量，延长寿命。人们无法避免肾虚，但完全可以让肾虚来得更晚些，更轻些。

 ## 肾：人体气血储蓄的"银行"

肾为先天之本，肾脏在人的生命活动中起着重要的作用。中医学认为，肾主藏精，精为构成人体和维持人体生命活动的精微物质，是生命之源。我们先天的气血是否充足，关键就要看肾功能是否健全，它决定着我们先天气血的多少，所以把肾称为气血的"仓库"。肾脏还控制着人的生长、发育和生殖功能。

在我们人体的生长、发育过程中，肾还起一个催化、推动的作用。它贯穿于我们生、老、病、死的整个过程，人体自幼年开始，肾中精气逐渐充盈，形体和智力同步发育；到中年，气血已达到

完全充盈状态，形体智力发育健全，体壮结实，骨骼强健，机智敏捷。我们在各个阶段都要注意后天的补养，因为先天之气也要靠后天脾胃来滋养。

如果肾脏气血亏虚，则必定会影响人体的正常生长、发育，小儿表现为发育不良、智力低下，成年人则表现为未老先衰、形体消瘦、智力减退、脱发、腰膝酸软、精神萎靡、健忘、精神恍惚、耳鸣耳聋、反应迟钝。肾主生殖发育，肾脏气血亏虚后会严重导致性功能减弱，出现阳痿、早泄等症状。

就地取材，应经常敲打"肾经"

肾属水。中医学认为，肾为人的先天之本，主生殖发育、藏精充髓、管理水液等。肾开窍于前、后二阴，主骨生髓、藏精，主生长、发育、生殖和水液代谢。肾亏精损是引起脏腑功能失调、产生疾病的重要因素之一，故养肾是抗衰防老的重要方法。

足少阴肾经起于足小趾端，斜向于足心（涌泉穴），出于舟骨粗隆下（然骨穴），经内踝后进入足跟，再向上沿小腿内侧后缘上行，出腘窝内侧，直至大腿内侧后缘，入脊内，穿过脊柱，属肾，络膀胱。其腰部的直行支脉从肾上行，通过肝脏，上经横膈，进入肺中，沿喉咙，上至舌根两侧：其肺部支脉从肺中分出，络于心，流注于胸中（膻中穴），与手厥阴心包经相接。

足少阴肾经属肾，络膀胱，与肝、肺、心有直接联系。中医学认为，肾为水火之脏，如缺乏肾的温煦和滋养，便会出现水肿、便秘、腹泻等症状。此外，循经的部位如腰部及喉咙的疼痛都显示肾经的问题。本经穴位主治妇科疾病，前阴病，肾、肺、咽喉病及经脉循行部位的其他病症。

　　肾经是一条关乎一个人一生幸福的经络，要想提高自身的生活质量，就必须照顾好肾经。保养肾，用手掌或者按摩槌之类的工具沿着肾经循行的大致路线拍拍、敲敲，对肾经进行刺激就能收到很好的养肾效果。

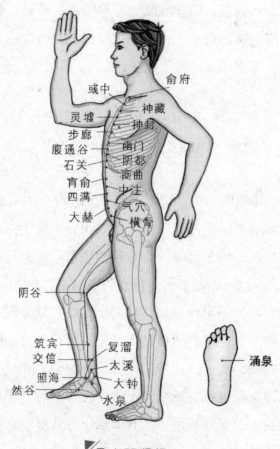

足少阴肾经

　　足太阴肾经在酉时（17：00—19：00）经气最旺，因此，这时吸拔肾经的效果是最好的。肾精充足，肾就会变得强大，整个人充满了活力，所有问题也就迎刃而解了。人们也可以充分利用肾经上的重要穴位来改善肾虚，对一些与改善肾虚有关的穴位，如涌泉穴、太溪穴、然谷穴、大钟穴、复溜穴等进行推揉、敲打的过程，其实就是对经络进行疏通，使其将气血营养输送到全身的过程。坚持敲肾经有助于改善身体虚弱的状态，提高人的抗病能力，起到补肾防衰的功效，而且没有任何不良反应。

"肾藏生殖之精和五脏六腑之精。肾为先天之根。"人体经过申时（15：00—17：00）泻火排毒，肾在酉时进入贮藏精华的阶段。此时不宜做太强烈的运动，也不宜大量喝水。而与肾经相表里的足太阳膀胱经在申时经气最旺。膀胱贮藏水液和津液，水液排出体外，津液循环在体内。若膀胱有热，可致膀胱咳，咳而遗尿。申时人体体温较高，阴虚的人最为突出。此时适当的活动有助于体内津液循环，喝滋阴泻火的茶水对阴虚的人有益。膀胱经是人体中阳气最盛的一条经，肾经与膀胱经经气在足部相接，所以按摩膀胱经和肾经，一阴一阳相互补充，更能补益肾脏。

 ## 补气壮骨，趁早预防"骨质疏松"

骨质疏松多见于老年人，是一种由骨组织显微结构受损等各种原因引起的全身骨代谢性障碍。主要表现为单位体积内骨量降低，骨矿成分和骨基质等比例不断减少，骨质变脆，骨小梁数量减少，骨脆性增加，骨折危险度增高，骨基质有机成分及钙盐沉着均减少，但基本结构保持不变。骨折和腰背痛是本病常见的就医原因。本病属中医的"痿证"范畴，病机为肾虚不足。

【对症拔罐】

部位：足太阳膀胱经循行线路。

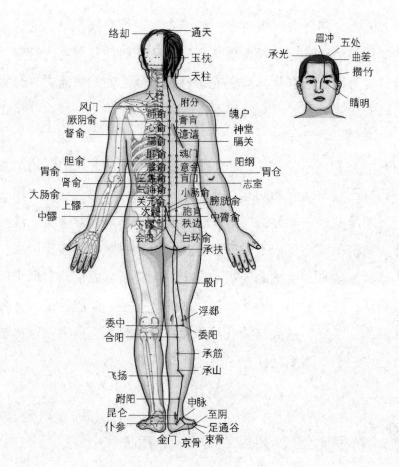

络却　通天
玉枕
天柱
大杼　附分
风门　魄户
肺俞　膏肓
厥阴俞　心俞　神堂
督俞　膈俞　譩譆
膈关
肝俞　魂门
胆俞　脾俞　阳纲
胃俞　胃俞　意舍　肓门　胃仓
肾俞　三焦俞　志室
大肠俞　气海俞
上髎　关元俞　小肠俞
中髎　次髎　膀胱俞
下髎　胞肓　中膂俞
会阳　秩边
白环俞
承扶

殷门

浮郄
委中　委阳
合阳
承筋
承山
飞扬

跗阳　申脉
昆仑　至阴
仆参　足通谷
金门　京骨　束骨

眉冲　五处
承光　曲差
攒竹
睛明

▌足太阳膀胱经

操作：单纯拔罐法。在背部足太阳膀胱经循行线路上纵向拔罐，常规拔罐4～8个，留罐10～15分钟，隔天1次。

 ## 益肾壮骨，趁早预防"足跟痛"

足跟痛多见于中老年人。轻者走路、久站才出现疼痛；重者足跟肿胀，不能站立和行走，平卧时亦有持续酸胀或刺样、灼热样疼痛，痛时甚至牵扯及小腿后侧，常伴有腰膝酸软、神疲倦怠、肢冷等症状。病因与骨质增生、跗骨窦内软组织劳损、跟骨静脉压增高等因素有关。中医学认为，本病系年老肾虚，体质虚弱，肾阴阳俱亏，不能温煦和滋养足少阴肾经循行线路上的筋骨，跟骨失养，致使劳损而发生疼痛，或因风、寒、湿邪侵袭，致使气滞血瘀，经络受阻而发生疼痛。

【对症拔罐】

拔疗（1）
选穴：太溪、照海、阿是穴。

操作：针罐法。对上述穴位消毒后，用三棱针点刺每个穴位2～3下，然后用火罐吸拔于放血处并留罐一段时间，使之出血，起罐后用酒精棉按压擦净。

拔疗（2）
选穴：三阴交、昆仑、太溪、照海。

操作：针罐法。先用常规方法对上述穴位进行消毒，然后用毫针针刺，得气后留针10分钟左右，出针后拔罐，留罐10分钟，每天1次，5次为1个疗程。

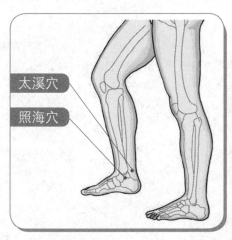
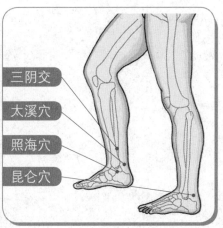

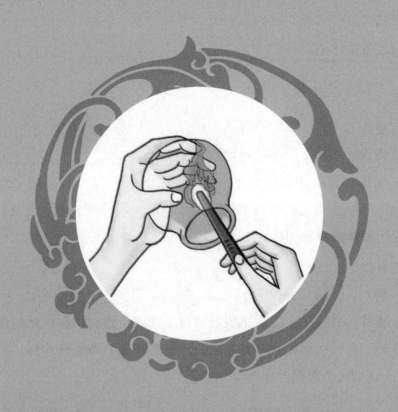

拔罐养生男女有别

　　养生，男女有别：从中医阴阳来看，女人属阴，为阴柔之体，养生当养阴；男人属阳，为阳刚之体，养生当养阳。那么，怎么拔养阴，怎么拔养阳呢？总起来看，女人拔罐当重任脉，男人拔罐当重督脉，各取所需，对号入座。

第一节　滋阴养阳益健康

养生，众所周知，阴阳平衡百病消，所以，要想健健康康，就要防止体质过阴或者过阳。拔罐回阴养阳，根据个人情况，因人而异，就能调节阴阳，使身体健康。

要想健康寿命长，全靠调阴阳

生命是一种内稳定状态，这种稳定取决于阴阳的平衡。一旦阴阳失调，平衡被打破了，人就会生病。所以，人要获得长期的健康，就必须时刻保持阴阳平衡。养生养的是什么？养的就是阴阳，只有阴阳调和，人们才能不生病。

世界上的万事万物，归根结底，可以分为两类：一为阴，一为阳。比如，男为阳，女为阴；外为阳，内为阴；背为阳，腹为阴；头为阳，足为阴；体表为阳，内脏为阴；皮肤为阳，肌肉筋骨为阴。阴阳是两种相互对立的能量，它们一正一负，一左一右，一上一下，一前一后，相互制约，彼此依存。人体虽然复杂，但说到底，也只存在两种能量：一是阴，二是阳。这两种能量不断变化，便有了人的生、老、病、死。《黄帝内经》中说："阴阳者，天地之道也，万物之纲纪，变化之父母，生杀之本始，神明之府也，治病必求于本。"其实说的就是阴阳。

人的一生离不开生、老、病、死。生就是阴与阳这两种能量在身体内聚合，获得了暂时的统一；老是阴阳在体内不断变化、衰减；病是阴阳这两种能量在身体内出现了失调；死是阴阳这个统一体的瓦解。生命是一种不上不下、阴阳平衡的状态，如果这种平衡状态被彻底打破了，生命也就结束了。生命结束之后，阴阳就分离了。

人身上的疾病不管有多少种，有多么难治，但病理只有一个，那就是阴阳失调。可见，阴阳平衡是人体的最高境界，如果偏阴或偏阳，就会产生疾病，阴阳两安，则天下无事。

阴阳是总纲，阴虚生热，阳虚生寒

人的身体内有两种能量：一为阴，二为阳。阳属于上升的、活跃的。它在外奋勇完成人体各组织器官的功能；而阴则是下降的、静止的。它在内是阳的"加油站"，为身体不断地储备和提供能量。阴阳这两种能量必须平衡，身体才能健康。一个人如果身体内阴的能量多了，他就会感到寒冷；如果阳的能量多了，他就会感到燥热。《黄帝内经》说："阳盛则热，阴盛则寒。"所以，调阴阳先要从寒热开始，寒热平衡了，阴阳也就平衡了。

养生其实很简单，就是要知冷知热。天冷了，多穿一件衣服，天热了，脱掉一件衣服，这就是养生，也就是在调阴阳，阴阳协调了，就会百病不生。但是，如果你不知冷知热，让大自然中阴的能量进入身体，就会打乱身体内阴阳的平衡，中医将进入身体内的阴能量称为"寒邪"，而把进入身体内的阳能量称"热邪"。如果一个人的身体受了"寒邪"和"热邪"，怎么办呢？办法也很简单，就是用大自然中热的能量将寒邪赶出体外，用大自然中寒的能量将热邪清理掉。寒邪和热邪离开了身体，身体内阴阳平衡了，体温也就正常了。

中医最终会落实到两个字上面：寒热。寒就是身体内阴的能量多了，热就是身体内阳的能量多了，使阴阳失去了平衡。中医学认为，健康的状态就是阴阳平衡，不冷不热。不健康的状态有两种：一是偏阴而寒；二是偏阳而热。所以，中医养生说到底，就是调整身体的寒热状态，从而使身体达到阴阳平衡。

中医诊病，最先要做的就是辨明阴阳，查清盈亏，然后调和均匀。

男人养阳怎么拔

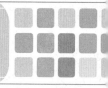

男人养生当养阳，督脉统领一身阳气，属阳脉，所以，男人拔罐拔督脉，可以温关通窍，补虚养阳。如何拔罐？督脉"土生土长"的要穴就是养阳的"良药"，腰阳关穴，强腰补肾，命门穴补肾壮阳……一路循行，让男人走上健康之路。

养阳原则：温关通窍，男人养阳的秘诀

养生其实并不复杂，养生的含义之一就是养成好的生活习惯，当你对身体的保养形成一种日常习惯时，健康就在不知不觉中向你靠近了。

腰阳关穴，强腰补肾，防腰痛下肢痿痹

腰，穴在腰部也；阳，阳气也；关，关卡也。该穴名意指腰俞穴传来的水湿之气，在上行至本穴的过程中是散热吸湿，至本穴后滞重的水湿之气不能继续上行，本穴如同督脉水湿上行的关卡一般，故名。本穴所在的腰椎位置是人体上下、左右活动的最大承受着力处，阳气至此，最容易受到阻滞，故凡疲劳过度或阳气不足，

多表现在此处酸痛，特别是腰椎间盘容易滑脱的地方。故本穴是治疗肾气不足、男科腰膝酸痛、坐骨神经痛、腰椎间盘突出的重要穴位。

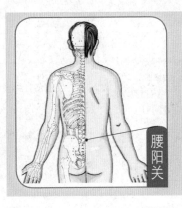

【精确定位】在腰部，当后正中线上，第4腰椎棘突下凹陷中。

【简易取穴】两侧髂前上棘连线与脊柱的交点处，有一凹陷处即是。

【功效主治】舒经活络，养阳祛寒。适用于治疗阳虚所致的腰骶疼痛、下肢痿痹、遗精、阳痿、便血等症。

【拔罐指导】根据受术者体形，选择大小适当的火罐或抽气罐吸拔于腰阳关穴上，留罐10～15分钟，以皮肤出现瘀血为度，隔天吸拔1次。

 ## 命门穴：补肾壮阳，阳气虚弱者宜常吸拔

命门穴是人体四大强壮穴之一。命，人之根本也；门，出入的门户也。该穴名意指脊骨中的高温高压阴性水液由此外输督脉。本穴因其位处腰背的正中部位，内连脊骨，在人体重力场中为位置低下之处，脊骨内的高温高压阴性水液由此外输体表督脉，本穴外输的阴性水液有维系督脉气血流行不息的作用，为人体的

生命之本，故名。命门穴位于后背两肾之间，与前面的神阙穴相对，为两肾所生的元气出入督脉的门户、生命气化的根本。命门穴与生命攸关的肾阳气密切相关，吸拔命门穴可培补肾阳，强腰补肾。

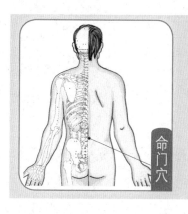

【精确定位】在腰部，当后正中线上，第2腰椎棘突下凹陷中。

【简易取穴】肚脐水平线与后正中线交点处，按压有凹陷处即是。

【功效主治】补肾壮阳，通经活络。适用于治疗阳虚所引起的虚损腰痛、泄泻、遗精、阳痿、早泄、五劳七伤、手足逆冷等症。

【拔罐指导】根据受术者体形，选择大小适当的火罐或抽气罐吸拔于命门穴上，留罐10～15分钟，以皮肤出现瘀血为度，可3天吸拔1次。

 悬枢穴：强壮腰脊，轻松吸拔腰脊不痛

悬，吊挂也；枢，枢纽也。该穴名意指命门穴和脊中穴传来的水湿之气，至本穴后由本穴横向外传腰脊各部，穴内气血如同天部中吊挂的水湿之气，故名。

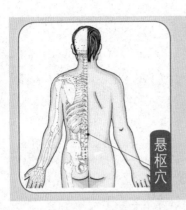

【精确定位】在腰部，当后正中线上，第1腰椎棘突下凹陷中。

【简易取穴】先找到第4腰椎，再向上数3个椎体，当其棘突下凹陷处即是。

【功效主治】通调肠气，助阳健脾。适用于治疗阳虚所致的腰脊僵痛、腹胀、腹痛、腰背神经痉挛等症。

【拔罐指导】根据受术者体形，选择大小适当的火罐或抽气罐吸拔于悬枢穴上，留罐10～15分钟，以皮肤出现瘀血为度，每天1次。

 中枢穴：益肾利湿，远离呕吐、腹胀

中，指穴内气血所处为天、地、人三部中的中部；枢，枢纽也。该穴名意指脊中穴传来的阳热之气，至本穴后则化为天之中部的水湿风气，水湿风气由本穴外输脊背各部，本穴如同督脉气血外输脊背的枢纽一般，故名。

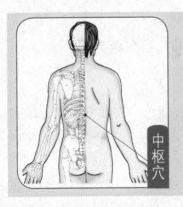

【精确定位】在背部，当后正中线上，第10胸椎棘突下凹陷中。

【简易取穴】双手下垂，于两侧肩胛下角连线与后正中线相交处，向下数3个椎体，其下缘凹陷处即是。

【功效主治】清热止痛，养阳利湿。适用于治疗呕吐、腹满、胃痛、食欲缺乏、腰背痛等症。

【拔罐指导】根据受术者体形，选择大小适当的火罐或抽气罐吸拔于中枢穴上，留罐10～15分钟，以皮肤出现瘀血为度，每天1次。

至阳穴：宽胸利膈，心痛、胃痛就找它

至，极也；阳，阳气也。该穴名意指筋缩穴传来的水湿之气，至本穴后，因受督脉络脉所传之热而化为天部阳气，穴内气血为纯阳之性，故名。本穴与横膈持平，经气至此从膈下的阳中之阴到达膈上的阳中之阳。就如蛇有七寸一样，至阳穴就是人的七寸。该穴下的体腔内，上为肺，下为胃，根据腧穴的局部相邻近主治作用，故至阳穴为治疗消化和呼吸系统病症的常用穴。平时常吸拔此穴，身体轻健不易疲劳，还能预防心绞痛。

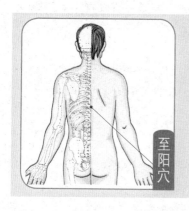

至阳穴

【精确定位】在背部，当后正中线上，第7胸椎棘突下凹陷中。

【简易取穴】双手下垂，两侧肩胛下角连线与后正中线相交处椎体下缘凹陷处即是。

【功效主治】宽胸利膈，养阳缓痛。适用于治疗胸胁胀痛、腹痛、胃痛、胃酸过多、心绞痛、身热等症。

【拔罐指导】根据受术者体形，选择大小适当的火罐或抽气罐吸拔于至阳穴上，留罐10～15分钟，以皮肤出现瘀血为度，每天1次。

神道穴：养心安神，预防心悸不失眠

神，天之气也；道，通道也。该穴名意指灵台穴传来的阳气，在上行至本穴的过程中，此气由天之上部冷降至天之下部，并循督脉的固有通道而行，故名。

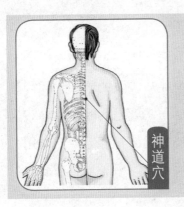

神道穴

【精确定位】在背部，当后正中线上，第5胸椎棘突下凹陷中。

【简易取穴】双手下垂，于两侧肩胛下角连线与后正中线相交处向上数2个椎体，下缘凹陷处即是。

【功效主治】清热平喘，养阳安神。适用于治疗阳虚所致的心痛、惊悸、怔忡、失眠、健忘等症。

【拔罐指导】根据受术者体形，选择大小适当的火罐或抽气罐吸拔于神道穴上，留罐10～15分钟，以皮肤出现瘀血为度，每天1次。

身柱穴：宣肺止咳，"咳"不容缓

身，身体也；柱，支柱也。该穴名意指神道穴传来的阳气至本穴后，此气因受体内外传之热而进一步胀散，胀散之气充斥穴内并快速循督脉传送，使督脉的经脉通道充胀，如皮球充气而坚可受重负一般，故名。

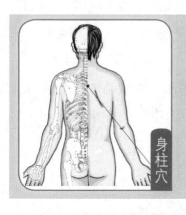

【精确定位】在背部，当后正中线上，第3胸椎棘突下凹陷中。

【简易取穴】位于背部，两侧肩胛下角连线，与后正中线相交处向上数4个椎体，下缘凹陷处即是。

【功效主治】镇咳宁神，养阳清热。适用于治疗阳虚所致的身热头痛、感冒、咳嗽、气喘等症。

【拔罐指导】根据受术者体形，选择大小适当的火罐或抽气罐吸拔于身柱穴上，留罐10～15分钟，以皮肤出现瘀血为度，每天1次。

 ## 陶道穴：熄风安神，去除热病不头痛

陶，金玉之属也，此指穴内物质为天部肺金之性的温热之气；道，通行的道路也。该穴名意指身柱穴传来的强劲阳气，至本穴后，虽散热化为温热之性，但仍循督脉道路向上而行，故名。

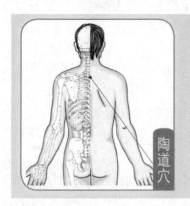

【精确定位】在背部，当后正中线上，第1胸椎棘突下凹陷中。

【简易取穴】低头，位于颈背交界椎骨高突处垂直向下数1个椎体，下缘凹陷处即是。

【功效主治】通经活络，清热解表。适用于治疗阳虚所致的头痛项强、恶寒发热、咳嗽、气喘、骨蒸潮热、胸痛、脊背酸痛、疟疾、癫狂等症。

【拔罐指导】根据受术者体形，选择大小适当的火罐或抽气罐吸拔于陶道穴上，留罐10～15分钟，以皮肤出现瘀血为度，每天1次。

大椎穴：解表清热，不怕热病不畏寒

大椎穴为"诸阳之会"，为手三阳经、足三阳经与督脉的交会穴，位于人体背部之上，故本穴为纯阳主表的穴位。阳主表，取之通阳解表以清热，为解表退热的常用穴。此穴对各种急性传染病都有退热作用，在大椎穴拔罐或刮痧对外感引起的热度高、病程短的患者退热效果特别好。常拔此穴，具有调节阴阳、疏通经络、行气活血、清热解毒、增强抵抗力、提高免疫力的功效。而身体怕冷温灸大椎穴具有温暖全身的作用。因其位于项部，下邻心肺，故也是治疗项强、咳喘、气逆等的常用穴。

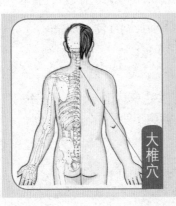

【精确定位】在后正中线上，第7颈椎棘突下凹陷中。

【简易取穴】低头，位于颈背交界椎骨高突处，椎体下缘凹陷处即是。

【功效主治】清热解表，消炎止痛。适用于治疗阳虚所致的

热病、咳嗽、喘逆、骨蒸潮热、项强、中暑、呕吐、风疹等症。

【拔罐指导】根据受术者体形，选择大小适当的火罐或抽气罐吸拔于大椎穴上，留罐10～20分钟，以皮肤出现瘀血为度，每天1次。

哑门穴：通络开窍，声哑重舌找哑门

哑，发不出声也，此指阳气在此开始衰败；门，出入的门户也。该穴名意指大椎穴传来的阳热之气，至本穴后因其热散而收引，阳气的散热收引太过则使人不能发声，故名。

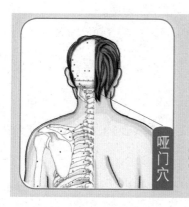

【精确定位】在项部，当后发际正中直上0.5寸，第1颈椎下。

【简易取穴】沿着脊柱向上，后正中线上入后发际半横指处即是。

【功效主治】开窍醒神，散风祛湿。适用于治疗阳虚所致的舌缓不语、声哑、头重、头痛、颈项强急、重舌、呕吐等症。

【拔罐指导】根据受术者体形，选择大小适当的火罐或抽气罐吸拔于哑门穴上，留罐10～15分钟，以皮肤出现瘀血为度，每天1次。

风府穴：通利机关，拔罐不眩晕不咽痛

风，指穴内气血为风气也；府，府宅也。该穴名意指哑门穴传

来的天部阳气至本穴后，此气散热吸湿并化为天部横行的风气，本穴为天部风气的重要生发之源，故名。本穴为祛风要穴之一，是治疗与风邪有关的疾病的首选穴位，内风及外风所致病均可通过在此穴拔罐而得到缓解。

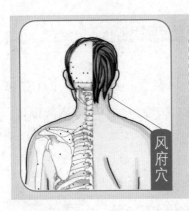

【精确定位】在项部，当后发际正中直上1寸，枕外隆凸直下，两侧斜方肌之间凹陷处。

【简易取穴】沿着脊柱向上，后中线上入后发际1横指处即是。

【功效主治】清热解表，养阳活络，镇静宁神。适用于治疗阳虚而外感风邪所致的伤风感冒、发烧、鼻塞、流涕、咽喉肿痛、内风上头而致中风不语、半身不遂、眩晕、颈项强痛、目痛、鼻衄等症。

【拔罐指导】根据受术者的不同，选择大小适当的火罐或抽气罐吸拔于风府穴上，留罐10～15分钟，可3天吸拔1次。

 后顶穴：宁心安神，缓解压力心不烦

后，指本穴所处之位为头之后部；顶，头顶也。该穴名意指强间穴传来的阳热风气，在运行至本穴的过程中散热吸湿，至本穴后，滞重的水湿冷缩并循督脉下行，本穴如同有挤顶督脉气血上行的作用，故名。

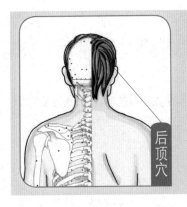

【精确定位】在头部，当后发际正中直上5.5寸（脑户上3寸）。

【简易取穴】先找到脑户穴，在其直上4横指处即是。

【功效主治】熄风止痉。适用于治疗阳虚所致的头痛、眩晕、项强、烦心、失眠、脱发、健忘等症。

【拔罐指导】根据受术者体形，选择大小适当的火罐或抽气罐吸拔于后顶穴上，留罐10～15分钟，每天1次。

 上星穴：清肝明目，头不晕，目不痛

上，上行也；星，指穴内的上行气血如星点般细小也。该穴名意指神庭穴传来的温热水气，在本穴为缓慢蒸升之状，上行气血如星点般细小，故名。上星穴在《黄帝内经》中指人之七窍，因上星穴居面部七窍上方，故善于治疗五官孔窍之疾病。

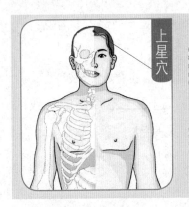

【精确定位】在头部，当前发际正中直上1寸。

【简易取穴】端坐，沿前发际正中直上1横指处即是。

【功效主治】宁神养阳，熄风清热。适用于治疗阳虚引起的头痛、眩晕、目赤肿痛、迎风流泪、面赤肿痛、小儿惊风、热病等症。

【拔罐指导】根据受术者体形，选择大小适当的火罐或抽气罐吸拔于上星穴上，留罐5～10分钟，每天1次。

水沟穴：苏厥救逆，预防中暑、昏厥

水，指穴内物质为地部经水也；沟，水液的渠道也。该穴名意指素髎穴传来的地部经水，在本穴的运行为循督脉下行，本穴的微观形态如同地部的小沟渠，故名。因水沟位于口鼻之间人中沟中，能沟通任督阴阳经气以协调阴阳。同时督脉入于脑，其分支和心相联系，善开窍启闭，宁心安神，所以揉掐水沟穴可治疗昏迷、晕厥、中暑、癫狂、急慢惊风等疾患。

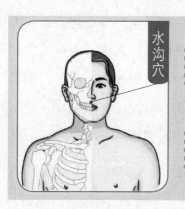

水沟穴

【精确定位】在面部，当人中沟的上1/3与中1/3交点处。

【简易取穴】位于面部人中沟中、上1/3交界处即是。

【功效主治】镇静安神，开窍醒脑。适用于治疗阳虚所致的昏迷、晕厥、暑病、癫狂、痫证、急慢惊风等症。

【拔罐指导】根据受术者体形，选择大小适当的火罐或抽气罐吸拔于水沟穴上，留罐5～10分钟，每天1次。

女人滋阴怎么拔

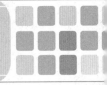

任脉为诸条阴经交会之脉，故称"阴脉之海"，具有调节全身阴经经气的作用。任脉循行于胸腹正中线，上连心肺，中经脾胃，下通肝肾。任脉上的穴位分布于面、颈、胸、腹的前正中线上。

 曲骨穴：调经止带，预防带下病

曲，隐秘也；骨，肾主之水也。该穴名意指会阴穴提供的阴湿水气，至本穴后聚集于天之下部，如隐藏于天部的肾水一般，故名。

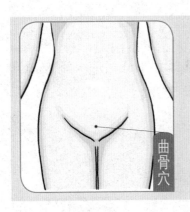

曲骨穴

【精确定位】在下腹部，当前正中线上，耻骨联合上缘的中点处。

【简易取穴】位于下腹部，前正中线上，从下腹部垂直向下摸到一横着走向的骨性标志，在其上缘即是。

【功效主治】通经活络，固本养阴。适用于治疗月经不调、赤白带下、痛经等症。

【拔罐指导】根据受术者体形，选择大小适当的火罐或抽气罐吸拔于曲骨穴上，留罐10～15分钟，每天1次。

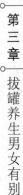

第三章 拔罐养生男女有别

中极穴：通利膀胱，预防崩漏带下

中，与外相对，指穴内；极，屋之顶部横梁也。该穴名意指曲骨穴传来的阴湿水气，上升至中极穴时已达到其所能上升的最高点，故名。

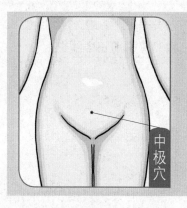

【精确定位】在下腹部，前正中线上，当脐中下4寸。

【简易取穴】位于下腹部，正中线上，肚脐中央向下5横指处即是。

【功效主治】通经活络，固本养阴。适用于治疗小便不利、遗溺不禁、月经不调、阴痛、阴痒、痛经、带下、崩漏、产后恶露不止等症。

【拔罐指导】根据受术者体形，选择大小适当的火罐或抽气罐吸拔于中极穴上，留罐10～15分钟，每天1次。

关元穴：回阳补气，调补虚劳体弱

关，关卡也；元，元首也。该穴名意指任脉气血中的滞重水湿在此关卡不得上行，本穴物质为中极穴吸热上行的天部水湿之气，至本穴后，大部分水湿被冷降于地，只有小部分水湿之气吸热上行，本穴如同天部水湿的关卡一般，故名。关元穴就像人身体的一个阀门，将人的一身真元关在体内不泄露，中医学认为，它是男子藏精、女子蓄血之处，是人体元气蓄积的地方，是人身上元阴、元阳的交汇之处，所以刺激关元穴的补益作用十分显著。刺激关元穴，可以使肾气活跃，补充肾气。

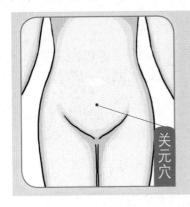

关元穴

【精确定位】在下腹部，前正中线上，当脐中下3寸。

【简易取穴】位于下腹部，正中线上，肚脐中央垂直向下4横指处即是。

【功效主治】培肾固本，养阴回阳。适用于调治女性阴虚所致的疲惫、羸瘦无力、小腹疼痛、眩晕等症。

【拔罐指导】根据受术者体形，选择大小适当的火罐或抽气罐吸拔于关元穴上，留罐10～15分钟，每天1次。

 ## 气海穴：升阳补气、强身保健的要穴

气海穴为元气的生发地，为强壮保健的要穴。气，气态物也；海，大也。该穴名意指石门穴传来的弱小水气，至本穴后，水气吸热胀散而化为充盛的天部之气，本穴如同气之海洋，故名。气海穴位于两肾之间，是人体先天元气汇集之处，与人的元气相通，是元阳之本、真气生发之处，更是人体生命动力之源泉，具有培补元气、回阳固脱的作用，凡是元气不足、元气虚弱的人都可以通过刺激它得到改善。通过刺激此穴能够鼓舞脏腑、经络气血的新陈代谢，使之流转循环自动不息，生命因此得以维持。

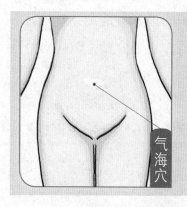

【精确定位】在下腹部，前正中线上，当脐中下1.5寸。

【简易取穴】位于下腹部，正中线上，肚脐中央垂直向下2横指处即是。

【功效主治】培肾固本，养阴回阳。适用于调治绕脐腹痛、水肿鼓胀、脘腹胀满、水谷不化、大便不通、泄泻、月经不调、痛经、经闭、崩漏、带下、阴挺、产后恶露不止、胞衣不下等症。

【拔罐指导】根据受术者体形，选择大小适当的火罐或抽气罐吸拔于气海穴上，留罐10～15分钟，每天1次。

 ## 神阙穴：回阳救逆，防病养病的重中之重

神阙穴即人们日常所说的肚脐眼，位于腹部中央，是循行于人体前面正中线任脉上的要穴。"神"是尊、上、长的意思，指父母或先天；"阙"是牌坊的意思。该穴名意指这个穴位是先天或前人留下的标记，故名。

任脉循行于胸腹正中线，上连心肺，中经脾胃，下通肝肾，脐为任脉经气的汇聚之处，奇经八脉的任、带、冲脉都从脐部循行而过，五脏六腑的心肺、脾胃、大小肠、膀胱、子宫等都和它发生着密切的联系，所以神阙穴为经气之海、五脏六腑之本，神阙穴的保健是防病养生的重中之重。小腹居于下焦的阴寒之地，为"阴中至

阴"，如果饮食生冷或者腹部受凉，就会引起腹痛、腹胀、腹泻等病症，这是大肠排毒的一种反应，不要急于进医院，马上在神阙穴上拔罐，有神效。经常在神阙穴上拔罐具有健脾强肾、回阳救逆、和胃理肠、行气利水、散结通滞、活血调经的作用。如果能在拔罐之后直接将药物敷于脐部，则效果更加显著。

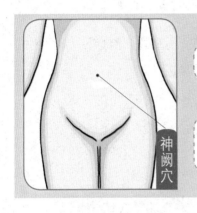

【精确定位】在腹中部，脐中央。

【简易取穴】位于腹中部，肚脐正中央处即是。

【功效主治】培元固本，养阴救逆。适用于治疗阴虚所致的四肢厥冷、肠炎、形羸体乏、绕脐腹痛、水肿鼓胀、脱肛、泄泻、便秘、小便不禁、五淋、妇女不孕症等。

【拔罐指导】根据受术者体形，选择大小适当的火罐或抽气罐吸拔于神阙穴上，至皮肤充血或轻度瘀血即可起罐。需要注意的是，脐部皮肤很薄，罐内负压不宜过大，拔罐时间不宜过长，一般留罐5～15分钟即可。

 水分穴：健脾化湿，一切水肿都能防

水，地部水液也；分，分开也。该穴名意指神阙穴传来的冷降经水及下脘穴传来的地部经水至本穴后，经水循地部分流而散，故名。

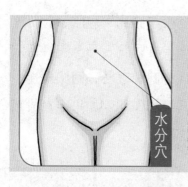

【精确定位】在上腹部，前正中线上，当脐中上1寸。

【简易取穴】位于上腹部，肚脐中央向上1横指处。

【功效主治】健脾和胃，祛湿消肿。适用于治疗阴虚所致的腹痛、腹胀、肠鸣、泄泻、反胃、水肿等症。

【拔罐指导】根据受术者体形，选择大小适当的火罐或抽气罐吸拔于水分穴上，留罐10～15分钟，每天1次。

 下脘穴：消积化滞，腹胀、呕吐双面调

下，下部也；脘，空腔、空管也。该穴名意指任脉上部经脉下行而至的地部经水，至本穴后则继续循脉而下行，如同流向下部的巨大空腔，故名。

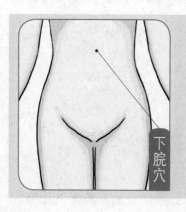

【精确定位】在上腹部，前正中线上，当脐中上2寸。

【简易取穴】位于上腹部正中线上，肚脐中央垂直向上3横指处即是。

【功效主治】健脾和胃，止呕。适用于治疗阴虚所致的腹胀、呕吐、食谷不化、肠鸣、泄泻等症。

【拔罐指导】根据受术者体形，选择大小适当的火罐或抽气罐吸拔于下脘穴上，留罐10～15分钟，每天1次。

建里穴：健脾和胃，腹不胀，肠不鸣

建，建设也；里，与表相对，此指肚腹内部也。该穴名意指中脘穴传来的地部经水，至本穴后，经水循本穴的地部孔隙注入体内，注入体内的经水有降低体内温压的作用，故名。

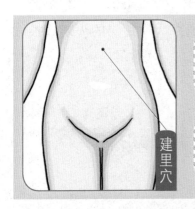

【精确定位】在上腹部，前正中线上，当脐中上3寸。

【简易取穴】位于上腹部正中线上，肚脐中央垂直向上4横指处即是。

建里穴

【功效主治】健脾安胃，调肠止呕。适用于治疗阴虚所致的胃脘疼痛、腹胀、呕吐、食欲不振等症。

【拔罐指导】根据受术者体形，选择大小适当的火罐或抽气罐吸拔于建里穴上，留罐10～15分钟，每天1次。

中脘穴：理气止痛，胃不痛，睡得香

中，指本穴相对于上脘穴、下脘穴二穴而为中也；脘，空腔也。该穴名意指任脉上部经脉的下行经水，至本穴后，经水继续向下而行，如流入任脉下部的巨大空腔，故名。

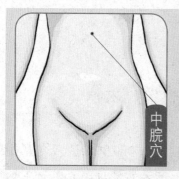

【精确定位】在上腹部，前正中线上，当脐中上4寸。

【简易取穴】位于上腹部正中线上，肚脐中央垂直向上5横指处即是。

【功效主治】健脾安胃，养阴安神。适用于治疗阴虚所致的胃脘痛、腹胀、呕吐、呃逆、反胃、纳呆、食谷不化、失眠等症。

【拔罐指导】根据受术者体形，选择大小适当的火罐或抽气罐吸拔于中脘穴上，留罐10~15分钟，每天1次。

膻中穴：宽胸理气，气不喘，胸不闷

膻，羊臊气或羊腹内的膏脂也，此指穴内气血为吸热后的热燥之气；中，与外相对，指穴内。该穴名意指中庭穴传来的天部水湿之气，至本穴后进一步吸热胀散而变化为热燥之气，如羊肉带有腥膻气味一般，故名。心为君主之官，膻中穴是心包经的募穴，又是全身的气会，心包是通过气的作用代心发号施令，统领全身气血正常运行，故中医说："气聚膻中。"膻中穴也是现代医学认为胸腺的所在部位。胸腺是身体产生免疫细胞最重要的地方，在免疫系统中发挥着关键作用。经常刺激、保护它，它就会保持在最活跃的状态。日常保养是用手大鱼际部位连续上下快速在膻中穴上下擦至发热，一股股的热就会从里到外通达全身。

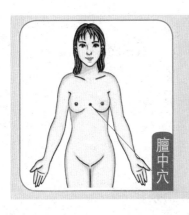

【精确定位】在胸部，当前正中线上，平第4肋间，两乳头连线的中点。

【简易取穴】位于胸部，由锁骨向下数至第4肋间隙，正中线上即是。

【功效主治】开胸除烦，顺气养阴。适用于调治阴虚所致的咳嗽、气喘、胸痹、心痛、心悸、心烦、产妇少乳等症。

【拔罐指导】根据受术者体形，选择大小适当的火罐或抽气罐吸拔于膻中穴上，留罐10～15分钟，每天1次。

 ## 玉堂穴：宽胸化痰，不咳嗽、气喘

玉，金之属也，指穴内气血为肺金之性的天部之气；堂，厅堂也。该穴名意指膻中穴热胀上行的热燥之气，至本穴后此气散热冷缩而为凉性水气，且为聚集穴内，故名。

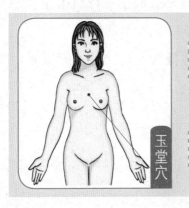

【精确定位】在胸部，当前正中线上，平第3肋间。

【简易取穴】位于胸部，由锁骨向下数至第3肋间隙，正中线上即是。

【功效主治】宽胸理气，养阴活络。适用于治疗阴虚引起的咳嗽、气短、喘息、喉痹咽肿、呕吐寒痰、两乳肿痛等症。

【拔罐指导】根据受术者体形，选择大小适当的火罐或抽气罐吸拔于玉堂穴上，留罐10～15分钟，每天1次。

 ## 承浆穴：祛风通络，防治口眼歪斜

承，承受也；浆，水与土的混合物也。该穴名意指胃经地仓穴传来的地部经水以及任脉廉泉穴冷降的地部水液，至本穴后为聚集之状，本穴如同地部经水的承托之地，故名。

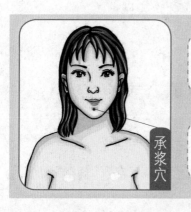

【精确定位】在面部，当颏唇沟的正中凹陷处。

【简易取穴】位于下嘴唇下方，下巴中央的浅沟正中凹陷处即是。

【功效主治】通经活络，养阴敛液。适用于治疗口眼歪斜、唇紧、面肿、齿痛、齿衄、龈肿、流涎、口舌生疮等症。

【拔罐指导】根据受术者体形，选择大小适当的火罐或抽气罐吸拔于承浆穴上，留罐10～15分钟，每天1次。

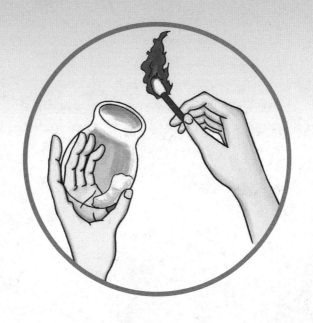

下篇 既病防变，生了病怎么拔

随着医学的发展，人们对非药物疗法越来越认可，更多的人乐于接受拔罐疗法。拔罐疗法的应用范围也十分广泛，在临床上从早期的疮疡发展到用来治疗包括内科、外科、妇科、儿科、皮肤科、五官科等100多种疾病。近年来，一些从未用本法治疗过的疾病，使用本法也取得了意想不到的效果。

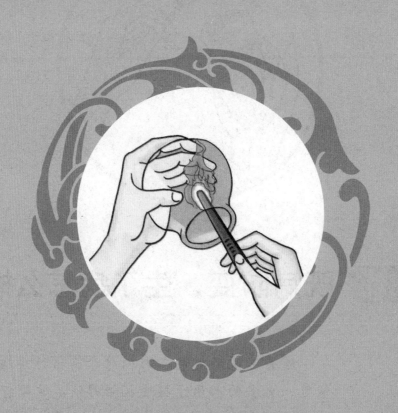

第四章

调治内科病怎么拔

　　人吃五谷，孰能无病？尤其是内科疾病，病情轻微的足以让我们难受几天，如感冒、发热、头痛等，严重的可让我们难受好长时间甚至终身，如高血压、糖尿病、冠心病等。小小的罐具就是对付这些内科病痛的有力武器，经常拔罐，不论大病、小病，都会减轻，有的甚至会去除病根。

发 热

诊 断 → 对症拔罐 → 小偏方

发热是指体温升高超过正常范围。一般认为，正常健康人的体温保持在36.2～37.2℃，当口腔温度超过37.3℃、肛门温度超过37.6℃、腋下温度超过37.2℃时，说明已有发热。根据发热的高低可分为以下几种：低热是指体温在37.4～38℃，中等热度是指体温在38.1～39℃，高热是指体温超过39.1℃；根据致热原的性质和来源不同，可分为感染性发热和非感染性发热两大类。

【诊断】

感染性发热：可以急性起病，也可以缓慢起病形成慢性感染。主要见于局部或全身性的各种病原体感染，如细菌、病毒、肺炎支原体、立克次体、螺旋体、真菌及寄生虫等感染。

非感染性发热：范围较广。变态反应性疾病，如风湿热、血清病、药物热、结缔组织病及某些恶性肿瘤、内分泌，与代谢性疾病，如甲状腺功能亢进等均可有发热表现。

此外，中暑、重度安眠药中毒、脑震荡、脑血管疾病等导致体温调节中枢功能失常也可出现发热。如果查不到原因，但依然有低热，可能是自主神经功能紊乱，影响了正常的体温调节而表现为发热，属于功能性发热，如夏季低热、精神紧张或剧烈运动后低热，月经前及妊娠初期的低热等。

【对症拔罐】

选穴　太阳（双侧）、大椎、曲泽、委中。

方法 一次取2～3穴，三棱针点刺后，加拔火罐，留罐5分钟，待罐内血液部分凝结时取罐。用无菌干棉球擦净血液。

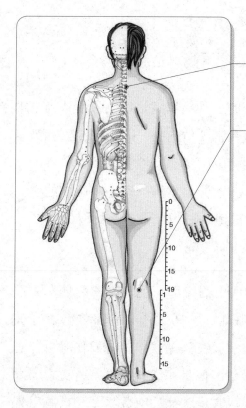

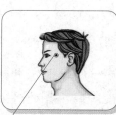

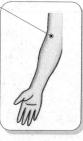

❶ **大椎穴** 在后正中线上，第7颈椎棘突下凹陷中。

❷ **委中穴** 在腘横纹中点，当股二头肌腱与半腱肌肌腱的中间。

❸ **曲泽穴** 在肘横纹中，当肱二头肌腱的尺侧缘。

❹ **太阳穴** 在颞部，当眉梢与目外眦之间，向后约1横指的凹陷处。

小偏方

红糖乌梅汤：乌梅4个，红糖100克。加水共煮浓汤。分2次服。解表散寒，发汗退热。

偏头痛

诊　断 → 对症拔罐 → 小偏方

偏头痛是最常见的反复发作的一种头痛病。现代医学认为，本病与颅脑血管舒缩功能失调有关，常因体内的一些生化因素和激素变化而引起发作。本病多有家族史，多见于女性，往往在青春期发病，呈周期性发作，发作频度因人而异。本病归属于中医学的"头痛"范畴。其病因、病机为肝失疏泄、肝阳上亢、上扰清窍。

【诊断】

偏头痛约数分钟至1小时出现一侧头部一跳一跳的疼痛，并逐渐加剧，直到出现不断恶心、呕吐后，感觉才会有所好转。在安静、黑暗环境内或睡眠后头痛缓解。在头痛发作前或发作时可伴有神经、精神功能障碍。据研究显示，偏头痛患者比平常人更容易发生大脑局部损伤，进而引发中风。其偏头痛的次数越多，大脑受损伤的区域会越大。

【对症拔罐】

选穴　太阳、颊车、风池、风门、肝俞、胆俞、肾俞、阴陵泉。

方法　找出偏头痛的具体痛点或压痛点，据阳明、少阳、太阳各经脉所属而分别取颊车（阳明）、太阳和风池（少阳）、风门（太阳），刺络拔罐；其他各穴亦随病情择1～2处，留罐5～10分钟。

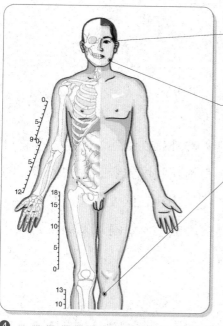

❶ 太阳穴　在颞部，当眉梢与目外眦之间，向后约1横指的凹陷处。

❷ 颊车穴　在面颊部，下颌角前上方约1横指(中指)，当咀嚼时咬肌隆起，按之凹陷处。

❸ 阴陵泉穴　在小腿内侧，当胫骨内侧踝后下方凹陷处。

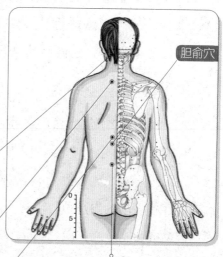

胆俞穴

❹ 风池穴　在颈部，当枕骨之下，与风府相平，胸锁乳突肌与斜方肌上端之间的凹陷处。

❺ 风门穴　在背部，当第2胸椎棘突下，旁开1.5寸。

❻ 肝俞穴　在背部，当第9胸椎棘突下，旁开1.5寸。

❼ 肾俞穴　在腰部，当第2腰椎棘突下，旁开1.5寸。

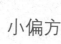

小偏方

荞麦陈醋：陈荞麦30克，陈醋适量。将荞麦放入锅内炒至老黄色，加醋再炒，然后取出用醋调成稠糊，装布袋趁热敷额上发际处。冷后炒热再敷之，至鼻子流黄臭涕停止。此方祛风，活血止痛。用治鼻窦炎、鼻炎、鼻寒引起的偏头痛。

感 冒

诊 断 → 对症拔罐 → 小偏方

感冒又称"伤风"，是一种常见的外感性疾病，一年四季均可发病，尤以人体抵抗力低下及冬、春两季气候骤变时发病较多。临床表现为鼻塞、流涕、咽痛、打喷嚏、怕冷，继发头痛、发热、咳嗽、全身酸痛等。感冒患者因外感病邪的不同，有风寒感冒、风热感冒、暑湿感冒等，前两者患病较多。

【诊断】

风寒感冒和风热感冒秋冬发病较多。风寒感冒是因风吹受凉而引起的感冒。其症状主要表现为浑身酸痛、鼻塞流涕、咳嗽有痰、脉浮紧或浮缓、发热等；风热感冒是由风热之邪犯表、肺气失和所致。其症状表现为发热重、微恶风、头胀痛、有汗、咽喉红肿疼痛、咳嗽、痰黏或黄、鼻塞黄涕、口渴喜饮、舌尖边红、苔薄白微黄。

【对症拔罐】

1. 风寒型感冒

选穴 取大椎、风门、肺俞、曲池、印堂、太阳、合谷穴以及背部督脉、膀胱经循行部位。

方法 拔罐采取闪火法，对穴位施连续闪罐，以皮肤潮红为度，每日1次，或施以单纯火罐，留罐10～15分钟，每日1次。也可与储水罐、药罐配合使用，留罐15～20分钟，每日1次。走罐法：将润滑剂或药液涂在背部，在督脉及膀胱经循行部位连续走罐，以皮肤发红为度，每日施罐1次。

2. 风热型感冒

选穴 取大椎、肺俞、风池、尺泽穴。

方法 用刺络罐法，首先以三棱针在穴位上进行点刺，至出血为度，然后用罐立即吸拔在点刺的部位上，留罐20分钟，起罐后将吸出的血液用消毒棉球擦净，每日1次。亦可用银翘散、桑菊饮药水煮罐，对穴位施以药罐法。

此外，对久病体虚的感冒患者，除了辨别风寒、风热选穴外，如兼气虚者加拔气海穴、足三里穴；血虚者加拔血海、三阴交穴；阳虚者加拔关元、命门穴。

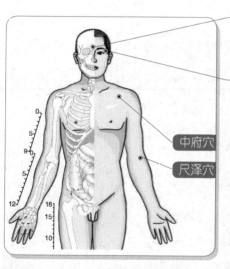

❶ 印堂穴 位于人体前额部，当两眉头间连线与前正中线之交点处。

❷ 太阳穴 在颞部，当眉梢与目外眦之间，向后约1横指的凹陷处。

中府穴
尺泽穴

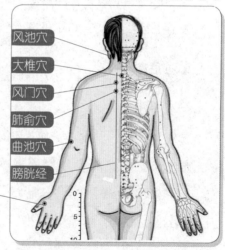

风池穴
大椎穴
风门穴
肺俞穴
曲池穴
膀胱经

❸ 合谷穴 在手背，第1、第2掌骨间，当第2掌骨桡侧的中点处。

小偏方
姜糖饮：生姜15克（切片），红糖30克。用水一碗，加入生姜，煮沸2分钟，再入红糖煮1分钟，即可趁热饮用，饮后盖被发汗。此方辛温解表，治疗风寒感冒。

支气管哮喘

诊　断 → 对症拔罐

中医学认为，支气管哮喘属"哮喘"范畴，系由宿痰内伏于肺,每因外邪、饮食、情志、劳倦等诱因而引发，以致痰阻气道、肺失肃降、气道挛急所致。病位主要在肺，但亦与脾、肾关系密切。肺失宣降、脾失健运、肾失摄纳为本病发病的根本原因。

【诊断】

本病是一种过敏性疾病，多数在年幼或青年时发病，并在春、秋季或遇寒时发作。临床上表现为反复发作性伴有哮鸣音的呼气性呼吸困难、胸闷或咳嗽，可自行或在治疗后缓解。若长期反复发作可并发慢性支气管炎、阻塞性肺气肿、肺源性心脏病。

【对症拔罐】

1. 发作期

选穴　风门、肺俞、大椎、膻中、尺泽、定喘穴。

方法　在本病的发作期属寒饮者，取风门、肺俞、大椎、膻中穴，施以单纯火罐法、储药罐法（方药用止嗽散：桔梗、甘草、白前、橘红、百部、紫菀煎煮取汁备用），留罐10分钟，每日1次。属痰热者，先以定喘穴行闪罐5～6次，以皮肤发红为度，然后取肺俞、膻中、尺泽穴施行刺络罐法，以三棱针在穴位点刺后，迅速用罐吸拔，留罐10分钟，各穴交替吸拔，每日1次。

2. 缓解期

选穴　大椎、风门、肺俞、身柱、膻中、中府、关元、肾俞、脾俞、足三里穴及背部督脉和膀胱经循行部位。

方法 缓解期可在背部督脉和膀胱经循行部位进行走罐，至皮肤紫红，亦可在上述穴位进行单纯火罐吸拔，或用储水罐、水气罐留罐，每次10分钟，每日1次。亦可在单纯火罐吸拔后，在吸拔的穴位上涂抹参龙白芥膏；还可以采用刺络留罐，取大椎、肺俞、脾俞、肾俞穴或身柱、关元、膻中、中府穴，先以三棱针点刺穴位后，立即用罐吸拔，留罐10分钟，每次1组穴，每日1次。

此外，缓解期的患者可采用拔罐发泡疗法进行预防治疗。以投火法分别吸拔大椎穴以及肺俞穴，其火力要大，使吸力充足，待罐内皮肤起泡后方可起罐（要用玻璃罐以便于观察），在局部覆盖消毒纱布以保护创面，待水泡自行吸收。

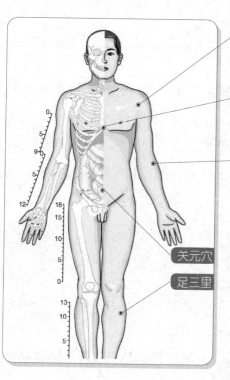

❶ 中府穴 在胸外侧部，云门下1寸，平第1肋间隙处，距前正中线6寸。

❷ 膻中穴 在胸部，当前正中线上，平第4肋间，两乳头连线的中点。

❸ 尺泽穴 在肘横纹中，肱二头肌腱桡侧凹陷处。

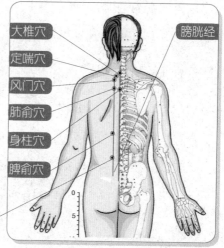

❹ 肾俞穴 在腰部，当第2腰椎棘突下，旁开1.5寸。

腹泻

诊　断 → 对症拔罐 → 小偏方

　　腹泻是指排便次数明显超过平日习惯的频率，粪质稀薄，水分增加，每日排便量超过200克，或含未消化食物或脓血、黏液。本病属中医学"泄泻"范畴。外感风寒暑热湿等邪气，内伤饮食情志、脏腑失调皆可致泻。外邪之中湿邪最为重要，内伤中脾虚最为关键，脾虚湿盛乃泄泻发生的关键病机。泄泻的病位在肠，但关键病变脏腑在脾胃，与肝、肾亦有密切的关系。

【诊断】

　　腹泻可分为急性和慢性两种。主要症状为排便次数增多、大便稀薄、水样或带有不消化食物，伴有肠鸣、腹痛、食欲不振、面色无华、神疲乏力、消瘦等症。大便镜检可发现血液、脓球、脂肪球或黏液以及未消化食物等。引起腹泻的原因很多，常见的有胃源性腹泻、肠源性腹泻、内分泌紊乱性腹泻及功能性腹泻等。

【对症拔罐】

　　选穴　①天枢、中脘、气海、合谷、足三里、上巨虚、三阴交；②脾俞、胃俞、肾俞、大肠俞。

　　方法　急性腹泻取第一组穴位，患者取仰卧位，选择大小合适的罐拔在所选的穴位上，留罐10～15分钟。每日1次，3次为1疗程。

慢性腹泻者可两组穴位交替使用，治疗时取适当的体位，选择大小合适的罐拔在所选的穴位上，留罐10～15分钟。每周2～3次，10次为1疗程，疗程间休息1周。

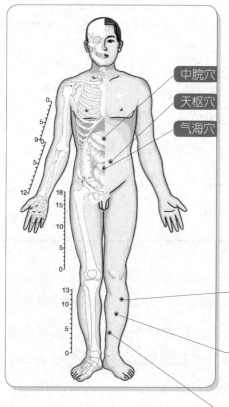

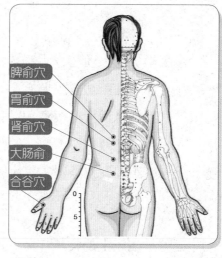

中脘穴

天枢穴

气海穴

脾俞穴

胃俞穴

肾俞穴

大肠俞

合谷穴

❶ 足三里穴　在小腿前外侧，当犊鼻穴下3寸，距胫骨前缘1横指（中指）。

❷ 上巨虚穴　在小腿前外侧，当犊鼻穴下6寸，距胫骨前缘1横指（中指）。

❸ 三阴交穴　在小腿内侧，当足内踝尖上3寸，胫骨内侧缘后方。

小偏方

鲜香椿叶饮：香椿鲜叶90克。香椿鲜叶洗净后放入锅中，加水2碗，煎煮至1碗。每日1剂，分2次服。此方理气涩肠，治疗细菌感染型腹泻。

便　秘

诊　断 → 对症拔罐 → 小偏方

中医学认为，便秘系大肠传导功能失常所致，但常与脾、胃、肺、肝、肾等脏腑功能失调有关。外感寒热之邪、内伤饮食情志、阴阳气血不足等皆可形成便秘。概括说来，便秘的直接原因不外乎热、气、冷、虚四种，胃肠积热者发为热秘，气机瘀滞者发为气秘，阴寒积滞者发为冷秘，气血阴阳不足发为虚秘。

【诊断】

便秘是临床上的常见症状，以大便次数减少、粪便干燥难解为特征。在正常情况下，食物通过胃肠道，经过消化、吸收，剩余残渣的排泄常需24～48小时。若排便间隔48小时以上，一般可视为便秘。但也有人习惯于2～3天排便1次，而无便秘症状，不能视为便秘。反之，有时因排便困难，以致一日排便数次，但每次量少，部分粪便仍留滞肠内者，仍应视为便秘。

【对症拔罐】

选穴　天枢、支沟、上巨虚、脾俞、胃俞、大肠俞。

方法　患者取仰卧位，选择大小合适的罐，将罐拔在腹面所选的穴位上，留罐10～15分钟。然后，患者取俯卧位，采用同样的方法在背面所选的穴位上进行拔罐。每周2～3次。10次为1疗程，疗程间休息1周。

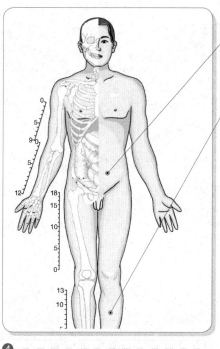

❶ 天枢穴　在腹中部，平脐中，距脐中2寸。

❷ 上巨虚穴　在小腿前外侧，当犊鼻穴下6寸，距胫骨前缘1横指（中指）。

❸ 脾俞穴　在背部，当第11胸椎棘突下，旁开1.5寸。

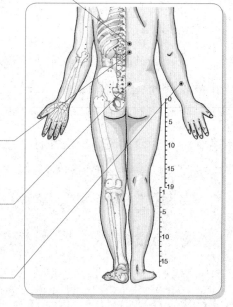

❹ 胃俞穴　在背部，当第12胸椎棘突下，旁开1.5寸。

❺ 大肠俞穴　在腰部，当第4腰椎棘突下，旁开1.5寸。

❻ 支沟穴　在前臂背侧，当阳池与肘尖的连线上，腕背横纹上3寸，尺骨与桡骨之间。

小偏方

香蜜茶：蜂蜜65克，香油35毫升。将香油兑入蜂蜜中，加沸水冲调即可。每日早、晚各服1次。此方润肠通便，治疗习惯性便秘。

缺铁性贫血

诊　断 → 对症拔罐 → 小偏方

缺铁性贫血是体内铁的储存不能满足正常红细胞生成的需要而发生的贫血，是由于铁摄入量不足、吸收量减少、需要量增加、铁利用障碍或丢失过多所致。

【诊断】

缺铁性贫血一般有疲乏、烦躁、心悸、气短、头晕、头疼等症。儿童表现为生长发育迟缓、注意力不集中。部分患者有厌食、胃灼热、胀气、恶心及便秘等胃肠道症状。少数严重患者可出现吞咽困难、口角炎和舌炎。缺铁性贫血患者体检会发现，除了贫血外貌外，有皮肤干燥皱缩，毛发干枯易脱落。指甲薄平、不光滑、易碎裂，甚至呈匙状甲（见于长期严重患者）。

【对症拔罐】

选穴　膏肓、膈俞、肝俞、脾俞、章门、关元、血海、三阴交、足三里、悬钟。

方法　取上穴，以单纯火罐法吸拔穴位，留罐10分钟，隔日1次。

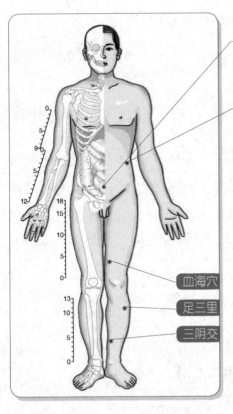

❶ 关元穴 在下腹部，前正中线上，当脐中下3寸。

❷ 章门穴 在侧腹部，当第11肋游离端的下方。

血海穴

足三里

三阴交

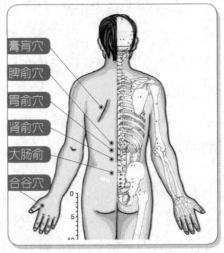

膏肓穴
脾俞穴
胃俞穴
肾俞穴
大肠俞
合谷穴

小偏方

猪血菠菜汤：新鲜菠菜500克，猪血250克，盐、味精适量。菠菜洗净，用开水烫一下，切段。猪血洗净，切小块先放入锅内加水煮开，然后加入菠菜一起煮汤，熟后根据个人口味调味。每日或隔日1次，连服2～3次。猪血物美价廉，每100克含铁高达45毫克，堪称"养血之王"。中医认为，菠菜性甘凉，能养血、止血、敛阴、润燥。因此，此汤具有补铁养血之功效。

高血压

诊　断 → 对症拔罐

　　动脉血压高于正常叫作高血压，本病起病隐匿、病程进展缓慢，早期仅在精神紧张、情绪波动或过度劳累之后出现暂时和轻度的血压升高，去除原因或休息后可以恢复，称为波动性高血压。患者可出现头痛、头晕、头胀、耳鸣、眼花、失眠、健忘、注意力不集中、胸闷、乏力、心悸等症状。长期的高血压易并发心、脑、肾的损害。

【诊断】

　　临床上根据高血压的严重程度以及对心、脑、肾器官损害的程度，将本病分为轻、中、重三度或1、2、3级。

　　轻度高血压（1级）：血压在18.7～21.2 / 12.0～13.2千帕（140～159 / 90～99毫米汞柱），临床上没有心、脑、肾并发症。

　　中度高血压（2级）：血压在21.3～23.8 / 13.3～14.5千帕（160～179 / 100～109毫米汞柱），伴有1项或1项以上（心、脑、肾）的损伤，但其功能尚可代偿。

　　重度高血压（3级）：血压大于等于24.0 / 14.7千帕（180 / 110毫米汞柱），伴有1项或1项以上（心、脑、肾）的损伤，且功能丧失。

【对症拔罐】

　　选穴　①大椎、肝俞、心俞、灵台、脾俞、肾俞穴。②第7颈椎至骶尾部督脉及其两侧膀胱经内侧循行线、曲池、足三里或三阴交穴。

方法　取①组穴施以刺络罐法，先用三棱针点刺或皮肤针叩刺各穴，然后施用闪火法将罐具吸拔在叩刺的穴位上，留罐10～15分钟，每次1组穴，隔日1次。或取②组穴，先将润滑剂涂抹在背部，然后走罐至皮肤紫红，再在曲池、足三里穴或三阴交穴施以留针罐法吸拔穴位，留罐10～15分钟，每日或隔日1次。

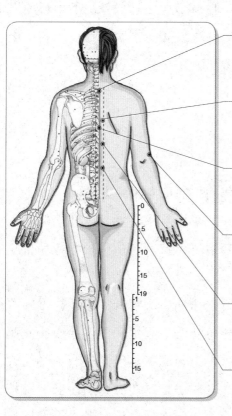

❶ 大椎穴　在后正中线上，第7颈椎棘突下凹陷中。

❷ 心俞穴　在背部，当第5胸椎棘突下，旁开1.5寸。

❸ 灵台穴　在背部，当后正中线上，第6胸椎棘突下凹陷中。

❹ 曲池穴　在肘横纹外侧端，屈肘，当尺泽与肱骨外上髁连线中点。

❺ 肝俞穴　在背部，当第9胸椎棘突下，旁开1.5寸。

❻ 肾俞穴　在腰部，当第2腰椎棘突下，旁开1.5寸。

❼ 足三里穴　在小腿前外侧，当犊鼻穴下3寸，距胫骨前缘1横指（中指）。

❽ 三阴交穴　在小腿内侧，当足内踝尖上3寸，胫骨内侧缘后方。

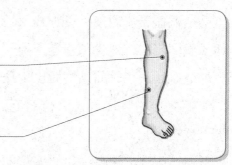

低血压

低血压主要是由于高级神经中枢调节血压功能紊乱所引起的以体循环动脉血压偏低为主要症状的一种疾病。本病大致可归属于中医学"眩晕"的范畴，其发病主要与体质虚弱、思虑劳倦、情志因素等有关，病机主要在于各种因素导致心阳不振、阳气不能达于四肢所致。

【诊断】

低血压可分为生理性低血压和病理性低血压两大类。

生理性低血压多无任何症状，亦不影响生存期。生理性低血压多见于年轻妇女，尤以体型瘦长者多见，特别是从事脑力劳动者或办公室工作的女性。

病理性低血压即我们所说的低血压病，又可分为急性与慢性两种。急性低血压多见于各种休克和急性心力衰竭；慢性低血压发病原因较多，部分有遗传倾向，或可继发于某些神经性疾病、心血管疾病、慢性营养不良、内分泌紊乱等。另外，还有原发性低血压和直立性低血压。原发性低血压又称为体质性低血压，多见于女性或体质虚弱者；直立性低血压多见于少年和老年人，表现为突然站立时的低血压或长时间站立后出现低血压。

低血压的临床表现有全身乏力、头晕、易疲倦、出汗、心悸等，或有手足发凉、失眠、健忘、胸闷等，重者可突发晕厥等。可因低血压出现的快慢、血压变化的程度等有所不同。

【对症拔罐】

选穴　膻中、中脘、气海、足三里、三阴交、涌泉、膈俞、脾俞、肾俞、关元俞。

方法　患者取坐位或卧位，在上述穴位上用真空罐或火罐吸拔，留罐10～15分钟，每日1次，7～10次为1疗程。

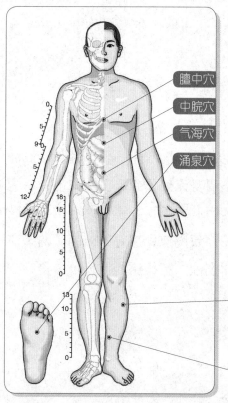

膻中穴
中脘穴
气海穴
涌泉穴

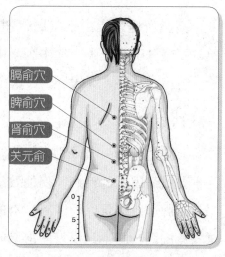

膈俞穴
脾俞穴
肾俞穴
关元俞

❶ 足三里穴　在小腿前外侧，当犊鼻下3寸，距胫骨前缘1横指（中指）。

❷ 三阴交穴　在小腿内侧，当足内踝尖上3寸，胫骨内侧缘后方。

小偏方

当归姜枣汤：当归、大枣各50克，羊肉250克，生姜15克。将羊肉洗净，生姜切片。羊肉、生姜、大枣加水用小火熬成3碗，加入调料；另煎当归24毫升。将药液、羊肉汤分别依次饮用，每日2次。补益气血，调和营卫。本方适用于低血压性眩晕。

高脂血症

诊 断 → 对症拔罐 → 小偏方

高脂血症是指由于脂肪代谢或运动异常使一种或多种血浆脂质浓度超过正常范围。在中医学中无此病名，但其症状可见于"眩晕、中风、脑痹"等病证中，属"痰浊""痰痹"范畴。

【诊断】

高脂血症是一组以脏腑功能失调、膏脂输化不利而致以痰浊为主要致病因素的疾病。痰浊致病周身无处不到。在临床上，有的患者因脾虚痰瘀阻络而肢麻；有的因肝肾不足聚痰生瘀而致头痛眩晕；有的因心脾不足痰瘀阻痹胸阳而致胸痹；还有的因脾肾两虚痰瘀阻窍而成痴呆。这些患者通过化痰浊、行痰瘀治疗均可取得一定疗效。

【对症拔罐】

选穴　肺俞、厥阴俞、心俞、督俞、曲池、合谷、郄门、间使、内关、通里、足三里、三阴交、公孙、太冲。

方法　取上穴，以单纯火罐法吸拔穴位，留罐10分钟，每日1次。

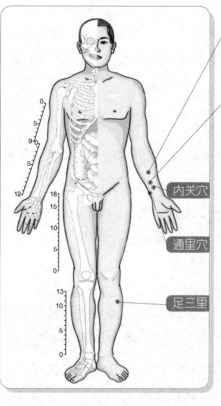

❶ 郄门穴　在前臂掌侧曲泽与大陵的连线上，腕横纹上 5 寸。

❷ 间使穴　在前臂掌侧，当曲泽与大陵的连线上，腕横纹上 3 寸，掌长肌腱与桡侧腕屈肌腱之间。

内关穴

通里穴

足三里

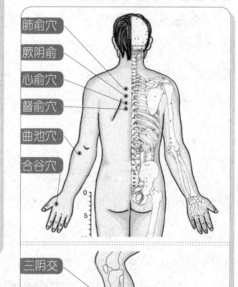

肺俞穴

厥阴俞

心俞穴

督俞穴

曲池穴

合谷穴

三阴交

太冲穴

❸ 公孙穴　在足内侧缘，当第一跖骨基底部的前下方。

小偏方

荷叶米粉肉：新鲜荷叶 5 张，瘦猪肉 250 克，大米 250 克，精盐、酱油、食油、淀粉各适量。先将大米洗净捣成米粉；猪肉切成厚片，加入酱油、精盐、食油、淀粉等搅拌均匀备用。再将荷叶洗净裁成 10 块，把肉和米粉包入荷叶内，卷成长方形，放蒸笼中蒸 30 分钟，取出即可食用。本方可健脾养胃，升清降浊，并有降血脂作用，尤其适于中老年人患有冠心病及高脂血症者食用。

糖尿病

诊 断 → 对症拔罐

糖尿病是一种常见的代谢性内分泌疾病，病因大多未明，是胰岛素绝对或相对分泌不足所引起的包括糖、蛋白质、脂肪、水及电解质等代谢紊乱，病情严重时可导致酸碱平衡失常。其特点为血糖过高。糖尿、葡萄糖耐量减少及胰岛素释放试验异常。

【诊断】

临床上将糖尿病分为三型：胰岛素依赖型，亦称1型(脆性或青幼年型糖尿病)；非胰岛素依赖型，亦称2型，(稳定性或老年型糖尿病)；还有其余型糖尿病，包括胰源性糖尿病，内分泌性糖尿病，药源性及化学性糖尿病等。临床上前两型占绝大多数，属原发性糖尿病，有明显遗传倾向。其余型则大部分属继发性糖尿病，受后天因素影响较大，如胰源性糖尿病，是由于胰腺切除、胰腺炎等引起的胰岛素分泌不足所致。

糖尿病患者的典型症状有多尿、多食、多饮，并伴有疲乏、消瘦、虚弱、面容憔悴、精神不振、劳动力减弱、皮肤瘙痒、四肢酸痛、麻木、腰痛、性欲降低、阳痿不育、月经失调、便秘、视力障碍等症状。

糖尿病晚期常出现严重并发症，如糖尿病酸中毒、昏迷、感染、心血管病变、肾脏病变、神经病变、眼病变等。

【对症拔罐】

选穴　肺俞、脾俞、三焦俞、肾俞、足三里、三阴交、太溪。

怎么拔不生病　生了病怎么拔

方法 取上穴，采用单纯火罐法吸拔穴位，留罐10分钟，每日1次。或采用背部俞穴走罐，先在肺俞至肾俞段涂抹润滑剂，然后走罐至皮肤潮红或皮肤出现痧点为止，隔日1次。

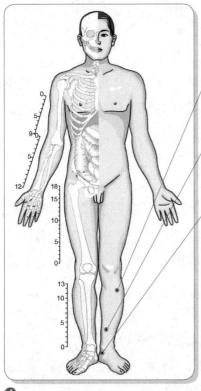

❶ 足三里穴 在小腿前外侧，当犊鼻下3寸，距胫骨前缘1横指（中指）。

❷ 三阴交穴 在小腿内侧，当足内踝尖上3寸，胫骨内侧缘后方。

❸ 太溪穴 在足内侧，内踝后方，当内踝尖与跟腱之间的凹陷处。

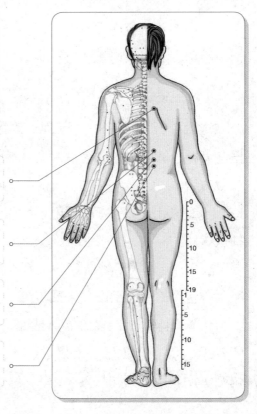

❹ 肺俞穴 在背部，当第3胸椎棘突下，旁开1.5寸。

❺ 脾俞穴 在背部，当第11胸椎棘突下，旁开1.5寸。

❻ 三焦俞穴 在腰部，当第1腰椎棘突下，旁开1.5寸。

❼ 肾俞穴 在腰部，当第2腰椎棘突下，旁开1.5寸。

冠心病

诊　断　→　对症拔罐　→　小偏方

冠状动脉性心脏病简称冠心病，是一种最常见的心脏病，是指因冠状动脉狭窄、供血不足而引起的心肌机能障碍或器质性病变，故又称缺血性心肌病。

【诊断】

冠心病多发生于40岁以上的中老年人，其主要症状为胸闷、心悸，阵发性胸骨后、心前区疼痛，可放射至左肩、左前臂内侧达无名指与小指。可有濒死感，一般1～5分钟可自行缓解。常由劳累、情绪激动、受寒或饱餐诱发。病情发展可引起心肌梗死。

【对症拔罐】

选穴　天突、膻中、巨阙、中脘、曲泽、内关、神门、足三里、大杼、厥阴俞、心俞、膈俞、肝俞。

方法

（1）用闪火法将罐吸附于厥阴俞、心俞、内关、神门；或用抽气罐法。

（2）沿足太阳膀胱经的大杼至膈俞、任脉的天突至巨阙、手厥阴心包经的曲泽至内关来回走罐。

（3）取膻中、心俞、厥阴俞、中脘、足三里、内关，涂敷药膏（由川芎、红花、延胡索、冰片、麝香、硝酸甘油共研细末调糊）后，用闪火法拔罐。

注意 拔罐对缓解和减少心绞痛发作次数有一定疗效，但频发、加重或心肌梗死时应及时去医院治疗。

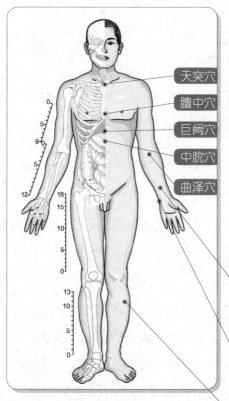

天突穴
膻中穴
巨阙穴
中脘穴
曲泽穴

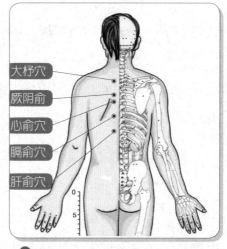

大杼穴
厥阴俞
心俞穴
膈俞穴
肝俞穴

❶ 内关穴 掌侧腕横纹上2寸，掌长肌腱与桡侧腕屈肌腱之间。

❷ 神门穴 在腕部，腕掌侧横纹尺侧端，尺侧腕屈肌腱的桡侧凹陷处。

❸ 足三里穴 在小腿前外侧，当犊鼻下3寸，距胫骨前缘1横指（中指）。

小偏方

大枣冬菇汤：大红枣15枚，干冬菇15个，生姜、花生油、料酒、食盐、味精各适量。先将干冬菇洗净泥沙，红枣洗净，去核。将清水、冬菇、红枣、食盐、味精、料酒、生姜片、热花生油少许一起放入蒸碗内，盖严，上笼蒸60~90分钟，出笼即成。本方可益气，活血。适用于高血压、冠心病等虚证。

心绞痛

诊　断 → 对症拔罐 → 小偏方

心绞痛是由于冠状动脉供血不足，心肌急剧而短暂的缺血缺氧引起的，以阵发性胸前区压榨性闷痛不适为主要表现的临床综合征。

【诊断】

本病发病以40岁以上的男性多见，常见诱因为劳累、情绪激动、饱食、天气变化、急性循环衰竭等。发病原因多见于冠状动脉粥样硬化，亦可见于主动脉瓣狭窄或关闭不全、梅毒性主动脉炎、肥厚性心肌病、先天性心脏病、风湿性心脏病等。

典型心绞痛发作有以下特点：突发胸痛，可放射至左肩、左背；疼痛多为钝性疼痛，呈压榨性、窒息性或伴严重的压迫感；常有一定的诱发因素，如精神紧张、情绪激动、饱餐、过度劳累等；历时短暂，常为1～5分钟；休息或含用硝酸甘油片后能迅速缓解。

根据心绞痛的特点，分为劳力性心绞痛和自发性心绞痛两类。劳力性心绞痛根据病情和病程长短，又分为以下三型。

（1）稳定型劳力性心绞痛：符合上述心绞痛的特点，病程持续1个月或1个月以上。

（2）初发型劳力性心绞痛：发作特征如上，但病程在1个月以内。

（3）恶化型劳力性心绞痛：原有稳定性心绞痛发作次数、严重程度及持续时间突然加重，含用硝酸甘油的疗效减退。自发性心绞痛可在休息或夜间发作，持续时间较长、程度较重，且不易为硝酸甘油所缓解。

【对症拔罐】

选穴　至阳、心俞、巨阙、膻中、膈俞。

方法　当心绞痛发作时取至阳穴，用三棱针速刺出血，然后用闪火法将罐吸拔在至阳穴上，留罐5分钟，疼痛可迅速缓解。亦可取上穴采用单纯火罐法吸拔穴位，留罐10分钟。

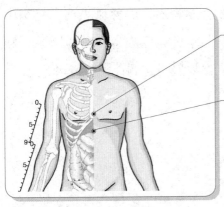

❶ 膻中穴　在胸部，当前正中线上，平第4肋间，两乳头连线的中点。

❷ 巨阙穴　在上腹部，前正中线上，当脐中上6寸。

❸ 心俞穴　在背部，当第5胸椎棘突下，旁开1.5寸。

❹ 至阳穴　在背部，当后正中线上，第7胸椎棘突下凹陷中。

❺ 膈俞穴　在背部，当第7胸椎棘突下，旁开1.5寸。

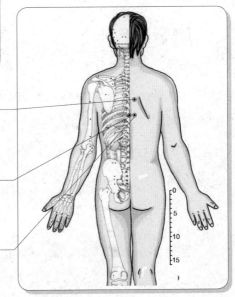

小偏方

朱砂蛋黄油：鸡蛋黄油30克，朱砂、珍珠粉各少许。共入油内拌匀。每日1剂，分2次服，连服10日。用于治疗心绞痛、冠心病、心肌梗死后心绞痛。

127

慢性风湿性心脏病

诊　断 ➞ 对症拔罐 ➞ 健康贴士

慢性风湿性心脏病又称风湿性心瓣膜病，简称风心病，是指由于急性风湿性心肌炎引起心脏瓣膜发生炎症性损害，瓣膜增厚、粘连，复经多次发作（风湿活跃）使瓣膜病变加重，甚至纤维化和钙化，并可累及其支持结构，如乳头肌、腱索，最后遗留心脏瓣膜狭窄或关闭不全的一种疾病。

【诊断】

慢性风湿性心脏病主要以心脏二尖瓣或二尖瓣合并主动脉瓣病变较为常见，表现为瓣膜狭窄或闭锁不全引起的一系列临床症状，如呼吸困难、咯血、胸痛、头晕、耳鸣、眩晕、昏厥、心绞痛及左心衰竭等，容易发生猝死,并常有活动性风湿病的反复发作，病程迁移多年。

【对症拔罐】

选穴　心俞、肺俞、膻中、水分、中极、曲泽、间使、通里、神门、阳陵泉、飞扬。

方法　用火罐法，取上穴单罐或多罐吸拔，留罐10分钟，每隔1～2日1次。

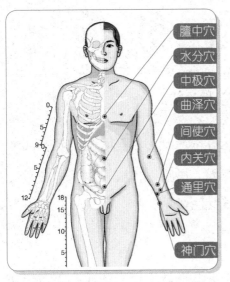

膻中穴
水分穴
中极穴
曲泽穴
间使穴
内关穴
通里穴

肺俞穴
心俞穴

神门穴

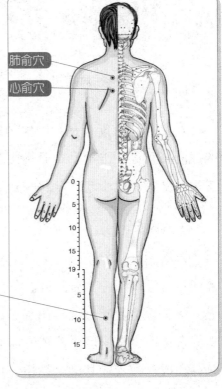

① 飞扬穴　在小腿后面，外踝后，昆仑直上7寸，承山穴外下方1寸处。

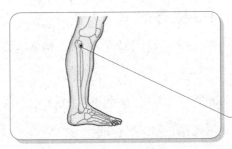

② 阳陵泉穴　在小腿外侧，当腓骨小头前下方凹陷处。

健康贴士

　　慢性风湿性心脏病患者应避免一切可能引起心衰的诱发因素。比如，在日常生活中，要注意保暖防寒，不去或少去空气不良、人多拥挤的公共场所，避免劳累、情绪激动、便秘等加重心脏负担，引起心衰的诱发因素，以减轻心衰发作程度和减少复发；合理饮食，适当限制盐、水的摄入。

心脏神经官能症

诊　断 → 对症拔罐 → 健康贴士

心脏神经官能症是指中枢神经功能失调，影响自主神经功能，造成心脏神经功能活动暂时性失调的心脏病。本病多由精神刺激或思虑过度等因素引起，以20～40岁女性多见。

【诊断】

本病主要症状表现为心悸心烦、心前区不适或疼痛，多为持续性或短暂性刺痛，头晕目眩，气短汗出，失眠，易激动，记忆力减退。多见于青壮年女性，出现心血管系统的症状多种多样，时轻时重但多不严重，一般无器质性心脏病证据，但可与器质性心脏病同时存在或在后者的基础上发生。病史应详细询问有无焦虑、情绪激动、精神创伤或过度劳累等诱因，是否曾被诊断为"心脏病"，心慌、气短或心前区不适等感觉与活动、劳累和心情的相关关系，睡眠状况如何。既往的心脏检查结果、用药史及疗效有助于诊断。

【对症拔罐】

选穴　心俞、膈俞、肝俞、脾俞、胆俞、内关、神门、足三里、阳陵泉、丰隆、三阴交。

方法

（1）火罐法：用闪火法将罐吸附于心俞、肝俞、脾俞、膈俞、足三里、内关；或用抽气罐法吸附于上述穴位。

（2）针罐法：取肝俞、心俞、胆俞、阳陵泉、三阴交、内关、神门，局部常规消毒后，用毫针针刺，起针后，用闪火法拔罐。

（3）刺络拔罐法：取心俞、膈俞、肝俞、胆俞、丰隆、三阴交、内关，局部常规消毒后，用三棱针点刺局部出血，立即用闪火法拔罐于点刺部位。

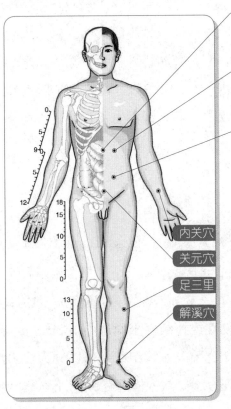

① 中脘穴　在上腹部，前正中线上，当脐中上4寸。

② 梁门穴　在上腹部，当脐中上4寸，距前正中线2寸。

③ 天枢穴　在腹中部，平脐中，距脐中2寸。

内关穴
关元穴
足三里
解溪穴

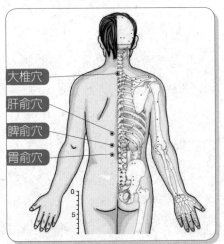

大椎穴
肝俞穴
脾俞穴
胃俞穴

健康贴士

要正确认识该病。患者有必要对自己的疾病原因、性质及表现形式有一大概的认识，以解除不必要的思想顾虑，培养乐观开朗的情绪，树立战胜疾病的信心。医务人员要关心和同情患者，做好消除患者疑病心理和稳定病情的工作是十分重要的。

胃 炎

胃炎系指各种原因所致的急性或慢性胃黏膜的炎性变化。本病属中医学"胃脘痛"范畴。胃为阳土，喜润恶燥，为五脏六腑之大源，乃多气多血之经，主受纳腐熟水谷，其气以和降为顺。所以感受外邪，内伤饮食，情志失调，劳倦过度，皆可伤及胃腑，致胃气失和、气机瘀滞、胃脘作痛。

【诊断】

胃炎有急性胃炎和慢性胃炎之分。急性胃炎起病较急，多由饮食不慎引起，多发生于夏、秋季，主要表现为上腹部持续疼痛，并常伴有恶心、呕吐、腹泻、发热等。也可因饮食不节、长期食用刺激性食物而致。急性不愈，迁延日久，可转变为慢性胃炎。慢性胃炎临床表现多无特异性症状，一般有阵发性或持续性上腹部不适、胀痛或烧灼感及食欲不振、恶心、呕吐、泛酸等。按组织学可以分为浅表性胃炎、萎缩性胃炎和肥厚性胃炎三大类。X线检查有助于确诊。

【对症拔罐】

1. 急性胃炎

选穴 大椎、中脘、天枢、关元、内关、足三里、解溪。

方法 火罐法，取上穴单罐或多罐吸拔，留罐10～15分钟，每隔1～2日1次。

注意 要待其症状缓解后，方可用拔罐疗法配合治疗。

2. 慢性胃炎

选穴 中脘、梁门、足三里、肝俞、脾俞、胃俞。

方法

（1）留罐法：俯卧位，用真空罐或火罐吸拔于肝俞、脾俞、胃俞穴，留罐10～15分钟；再仰卧位，拔中脘、梁门、足三里穴，留罐10～15分钟。每日治疗1次，10次为1疗程。

（2）针罐法：先针刺中脘、梁门、足三里、肝俞、脾俞、胃俞穴，然后选择大小适中的火罐，再在上述的穴位拔罐，留罐10～15分钟。

（3）走罐法：俯卧位，在背部涂上适量的按摩乳或油膏，选择大小适宜的玻璃罐或竹罐，用闪火法将罐吸拔于背部，然后沿背部脊柱两侧的足太阳膀胱经循行，重点在肝俞、脾俞、胃俞穴，做上下来回走罐数次，直至局部皮肤潮红。再将火罐吸拔于肝俞、脾俞、胃俞穴，留罐10分钟。

上述方法同样适用于治疗胃痉挛。

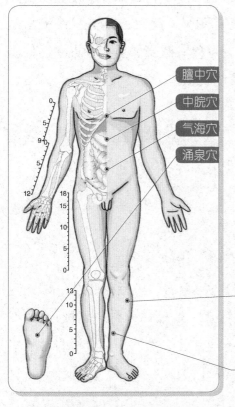

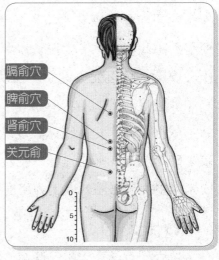

❶ 足三里穴 在小腿前外侧，当犊鼻下3寸，距胫骨前缘1横指（中指）。

❷ 三阴交穴 在小腿内侧，当足内踝尖上3寸，胫骨内侧缘后方。

胃下垂

　　胃下垂是内脏下垂最常见的疾病。正常人的胃呈牛角形，位于腹腔上部。如果胃由牛角形变成鱼钩形垂向腹腔下部，出现食欲减退、饭后腹胀等消化系统症状，即患了胃下垂。

【诊断】

　　胃下垂是胃体下降至生理最低线以下的位置。多因长期饮食失节，或劳倦过度，致中气下降、升降失常所致。患者感到腹胀（食后加重，平卧减轻）、恶心、嗳气、胃痛（无周期性及节律性，疼痛性质与程度变化很大），偶有便秘、腹泻，或交替性腹泻及便秘。患此病者，多为瘦长体型，可伴有眩晕、乏力、直立性低血压、昏厥、体乏无力、食后胀满、食欲差、嗳气、恶心、头晕、心悸等症状。

　　依据患者病史、临床表现以及饮水超声波试验、X线检查表现较易确诊。胃下垂的程度一般以小弯切迹低于两髂嵴连线水平1～5厘米为中度，11厘米以上为重度。

【对症拔罐】

　　选穴　百会、大椎、脾俞、胃俞、中脘、气海。

　　方法　首先用艾条灸百会穴，灸5分钟，然后采用抽气罐法吸拔百会穴；再用单纯火罐法吸拔各穴，留罐15分钟，隔日1次。亦可采用刺络罐法，用三棱针点刺上述穴位，然后用闪火法将罐吸拔在点刺穴位上，留罐5～10分钟，隔日1次。

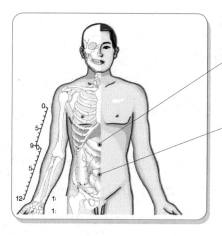

❶ 中脘穴　在上腹部，前正中线上，当脐中上4寸。

❷ 气海穴　在下腹部，前正中线上，当脐中下1.5寸。

❸ 百会穴　在头部，当前发际正中直上5寸，或两耳尖连线中点处。

❹ 大椎穴　在后正中线上，第7颈椎棘突下凹陷中。

❺ 脾俞穴　在背部，当第11胸椎棘突下，旁开1.5寸。

❻ 胃俞穴　在背部，当第12胸椎棘突下，旁开1.5寸。

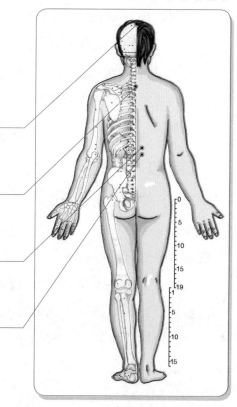

小偏方　白胡椒猪肚：猪肚250克，白胡椒15克。将猪肚、白胡椒一起煮烂食用。每日1剂，连服7日。用于治疗胃下垂。

消化性溃疡

诊 断 → 对症拔罐 → 小偏方

　　消化性溃疡是消化道黏膜发生溃疡而引起的疾病。消化性溃疡的发病与多种因素有关，如遗传因素、地理环境因素、精神因素(如长期焦虑、忧伤、怨恨、紧张等)、饮食因素(如暴饮暴食、不规则进食、常饮浓茶及浓咖啡、常饮烈酒、常食用辛辣调料和泡菜、偏食、饮食过快等)、长期大量吸烟、幽门螺杆菌感染等。

【诊断】

　　消化性溃疡的症状轻重不一，轻者可无症状，重者以长期性、周期性和节律性中上腹痛为主，同时可伴有唾液分泌增多、反胃、吐酸水、嗳气、恶心、呕吐及失眠、缓脉、多汗等症状。腹痛具有长期反复发作的特点，整个病程平均6～7年，有的可长达一二十年，甚至更长。疼痛常受精神刺激、过度疲劳、饮食不慎、气候变化等因素诱发或加重；可因休息、进食、服抑酸药物、用手按压、呕吐而减轻。

【对症拔罐】

　　选穴　肝俞、脾俞、胃俞、中脘、梁丘、足三里。

　　方法　取上穴，采用单纯火罐法吸拔穴位，留罐10分钟。亦可在上述穴位施行刺络罐法，先以三棱针点刺穴位，然后将火罐吸拔在点刺穴位上，留罐5分钟，每日1次。

　　此外，也可在患者背部脊柱第7胸椎至第12胸椎旁开1.5寸处，按压寻找压痛点，然后用闪火法将罐吸拔在压痛点处，留罐15分钟；或用药罐，即在罐内先盛储生姜汁（约占罐的1/3），再紧扣在压痛点上，然后按抽气罐操作方法，抽去空气，使罐吸在皮肤上，留罐5～10分钟，隔日1次。

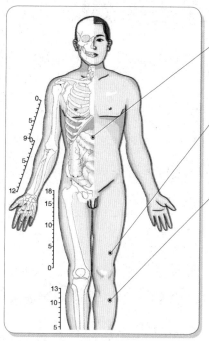

❶ 中脘穴 在上腹部，前正中线上，当脐中上4寸。

❷ 梁丘穴 屈膝，大腿前面，当髂前上棘与髌底外侧端的连线上，髌底上2寸。

❸ 足三里穴 在小腿前外侧，当犊鼻下3寸，距胫骨前缘1横指（中指）。

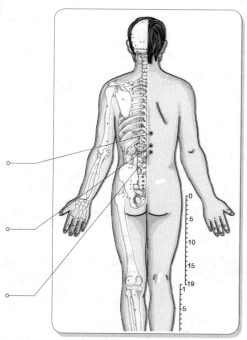

❹ 肝俞穴 在背部，当第9胸椎棘突下，旁开1.5寸。

❺ 脾俞穴 在背部，当第11胸椎棘突下，旁开1.5寸。

❻ 胃俞穴 在背部，当第12胸椎棘突下，旁开1.5寸。

小偏方 疏肝和胃汤：当归12克，炒白芍12克，乌贼骨15克，生薏苡仁24克，五灵脂（包煎）12克，佛手15克，白檀香（后下）9克，川楝子12克，炙甘草9克。水煎服。每日早、晚分服。用于治疗胃及十二指肠球部溃疡。

胃肠神经官能症

诊　断 → 对症拔罐 → 健康贴士

　　胃肠道功能紊乱又称胃肠神经官能症，是一组胃肠综合征的总称，精神因素为本病发生的主要诱因，如情绪紧张、焦虑、生活与工作上的困难、烦恼、意外不幸等，均可干扰高级神经的正常活动，进而引起胃肠道的功能障碍。

【诊断】

　　该病多见于青壮年，且女性高于男性。临床胃部症状表现为呕吐、恶心、厌食、反酸、嗳气、食后饱胀、上腹不适或疼痛。肠部症状表现为腹痛或不适、腹胀、肠鸣、腹泻或便秘。但常伴见失眠、焦虑、精神涣散、精神失常、头痛等其他功能性症状。

【对症拔罐】

选穴

膻中、期门、中脘、肝俞、胃俞、内关、梁丘、足三里、丰隆、三阴交。

方法

（1）针罐法：取肝俞、胃俞、中脘、内关、梁丘、足三里、三阴交穴，消毒后，用毫针针刺，然后用闪火法拔罐于针上。

（2）刺络拔罐法：取膻中、期门、丰隆、三阴交及背部压痛点，局部常规消毒后，用三棱针点刺，然后用闪火法拔罐于点刺部位。

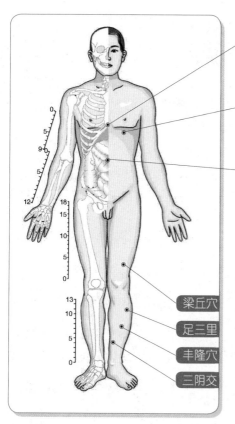

❶ 膻中穴　在胸部，当前正中线上，平第4肋间，两乳头连线的中点。

❷ 期门穴　在胸部，当前正中线上，平第4肋间，两乳头连线的中点。

❸ 中脘穴　在上腹部，前正中线上，当脐中上4寸。

梁丘穴

足三里

丰隆穴

三阴交

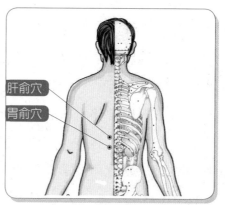

肝俞穴

胃俞穴

健康贴士

　　胃肠神经官能症患者要重视心理卫生，解除心理障碍，调整脏器功能；适当参加体育锻炼，参与娱乐活动，学会幽默可以减少心理上的挫折感，求得内心的安宁，增加愉快生活的体验；生活起居应有规律，少熬夜，不过分消耗体力、精力，主动适应社会及周围环境，注意季节气候变化及人际关系等因素对机体的不良影响，避免胃肠道功能紊乱的发生或发展。

慢性胰腺炎

诊　断 → 对症拔罐 → 健康贴士

慢性胰腺炎是指胰腺的细胞被逐渐破坏，不可逆转的纤维化，胰腺变硬、变形，胰液通过的主胰管变窄或闭塞的疾病。

【诊断】

慢性胰腺炎早期仅见上腹部不适、食欲不振、阵发性上腹部疼痛，放射到上腰区，食后加重，身体坐位前屈时减轻。疼痛加剧且成持续性，常伴有恶心、呕吐、脂肪泻（大便量多、色灰黄，有奇臭，含大量脂肪），或有持续性、间歇性黄疸，或发热、或呕血，久病以后可有消瘦、衰弱及营养不良。本病男性发病多于女性。

【对症拔罐】

选穴　肝俞、脾俞、魂门、筋缩、意舍、脊中、中脘、天枢、足三里、丰隆、丘墟。

方法　取上穴，以单纯火罐法吸拔穴位，留罐10分钟，每日1次。

健康贴士　慢性胰腺炎急性发作时应绝对卧床休息，控制饮食；积极治疗胆道系统结石，预防胆道感染，忌过量饮酒、过度疲劳；积极治疗可以并发胰腺炎的其他疾病，如甲亢、营养不良、高脂血症等。

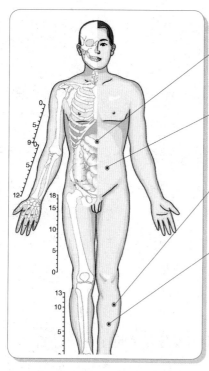

❶ 中脘穴　在上腹部，前正中线上，当脐中上４寸。

❷ 天枢穴　在腹中部，平脐中，距脐中２寸。

❸ 足三里穴　在小腿前外侧，当犊鼻下３寸，距胫骨前缘1横指（中指）。

❹ 丰隆穴　在小腿前外侧，当外踝尖上８寸，条口外，距胫骨前缘二横指（中指）。

❺ 魂门穴　在背部，当第9胸椎棘突下，旁开3寸。

❻ 肝俞穴　在背部，当第９胸椎棘突下，旁开1.5寸。

❼ 筋缩穴　在背部，当后正中线上，第９胸椎棘突下凹陷中。

❽ 脊中穴　在背部，当后正中线上，第11胸椎棘突下凹陷中。

❾ 脾俞穴　在背部，当第11胸椎棘突下，旁开1.5寸。

❿ 意舍穴　在背部，当第11胸椎棘突下，旁开３寸。

⓫ 丘墟穴　在外踝的前下方，当趾长伸肌腱的外侧凹陷处。

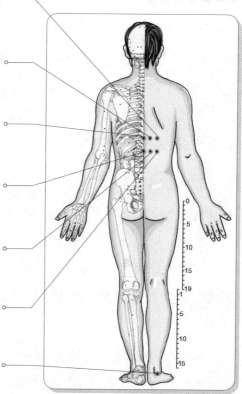

141

慢性胆囊炎

诊 断 → 对症拔罐 → 小偏方

慢性胆囊炎是临床上胆囊疾病中最常见的一种，多与胆石症同时存在，女性较男性多见。慢性胆囊炎病因较复杂，胆液滞留、细菌感染、代谢紊乱、寄生虫等是发病的主要因素。本病归属祖国医学"胁痛"、"黄疸"等范畴。其病因、病机多与肝郁气滞、湿浊内生等有关。

【诊断】

慢性胆囊炎可有轻重不一的腹胀，反复发作性上腹部疼痛，多发生在右上腹或中上腹部，并向右肩胛下区放射。腹痛常发生于餐后，但亦可于饮食有关，疼痛常呈持续性。可伴有反射性恶心，少有呕吐及发热、黄疸等症状。可伴有反酸、嗳气等消化不良症状，并于进油腻食物后加重。在急性发作或结石嵌顿在胆管时可有急性胆囊炎或胆绞痛的典型症状。

【对症拔罐】

选穴 胆囊穴、肝俞、胆俞。

方法

（1）火罐法：俯卧位。用闪火法将大小适中的火罐吸拔于胆囊穴、肝俞、胆俞穴，留罐15～20分钟。每日治疗1次，10次为1疗程。

（2）针罐法：先针刺胆囊穴、肝俞、胆俞穴，然后选择大小适中的火罐，再在上述的穴位上拔罐，留罐15～20分钟。

本法同样适合治疗胆石症、胆绞痛。

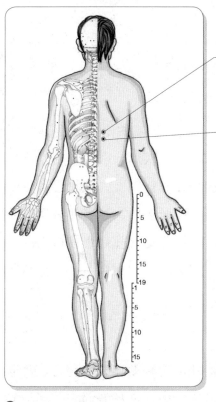

❶ 肝俞穴　在背部，当第9胸椎棘突下，旁开1.5寸。

❷ 胆俞穴　在背部，当第10胸椎棘突下，旁开1.5寸。

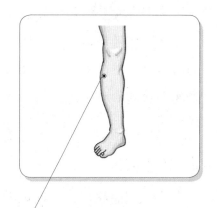

❸ 胆囊穴　位于小腿前外侧，当腓骨头前下方凹陷处（阳陵泉）直下1～2寸左右的压痛点处。

小偏方

西瓜酪：红瓤西瓜1000克，冻粉1.5克，白糖60克，香蕉油1滴，清水90毫升。西瓜瓤去掉种子、切碎，挤出西瓜汁，冻粉切成寸段，在瓜汁中加白糖15克，放入冻粉煮化，搅均匀，凉透，凝结成冻，即为西瓜酪。清水加入剩余白糖烧开，凉透，加上香蕉油。把西瓜酪割成小块，在盘子四周浇上糖水即成。清热解毒，利胆降压。用于治疗胆囊炎、胆石症。

慢性肾炎

诊　断 → 对症拔罐 → 小偏方

　　慢性肾炎也称慢性肾小球肾炎。本病多发生于青壮年，是机体对溶血性链球菌感染后发生的变态反应性疾病，病变常常是双侧肾脏弥漫性病变。病情发展较慢，病程在一年以上，初起患者可毫无症状，但随病情的发展逐渐出现蛋白尿及血尿，患者伴有疲乏无力、浮肿、贫血、抵抗力降低以及高血压等症。晚期患者可出现肾衰竭而致死亡。中医认为，本病属"水肿"、"头风"、"虚劳"等范畴。

【诊断】

　　本病起病缓慢，早期可无自觉症状或有轻度浮肿、乏力、食欲不振等；另外，可有面色㿠白、头晕、头痛、全身虚弱、腰部酸痛等症状；由于病程长，长期尿中带有大量蛋白，故使血浆蛋白含量降低，而出现低蛋白血症，浮肿严重；高血压常很顽固，可导致高血压性心脏病、心力衰竭或脑出血；尿的比重始终一致，尿比重降低，尿量增强，夜尿增加明显，甚至超过日尿量；肾衰竭，血液中非蛋白氮升高、酸中毒、渐进加重的贫血等。

【对症拔罐】

　　选穴　①志室、胃仓、京门、大横。②天枢、气海、腰阳关、足三里、三阴交及第11～第12胸椎棘突间、第1～第2腰椎棘突间。

　　方法　取①组穴，采用单纯罐法或毫针罐、刺络罐、温水罐法

吸拔穴位，均留罐10分钟，每日1次。或取②组穴，采用单纯罐法或温水罐法，吸拔穴位，留罐10~15分钟，每日或隔日1次。亦可每次选2~3个穴位，先施行挑罐法，然后在其余穴位上再施以单纯罐法吸拔穴位，留罐10~15分钟，每隔2~3日1次。

❶ 胃仓穴　在背部，当第12胸椎棘突下，旁开3寸。

❷ 京门穴　在侧腰部，章门后1.8寸，当12肋骨游离端的下方。

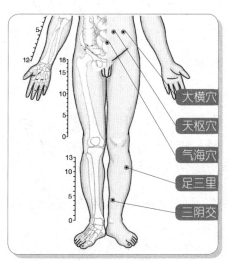

大横穴
天枢穴
气海穴
足三里
三阴交

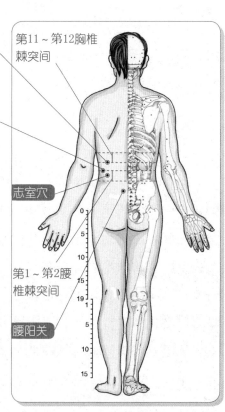

第11~第12胸椎棘突间

志室穴

第1~第2腰椎棘突间

腰阳关

小偏方

玉米须饮：干玉米须60克。加水煎汁200毫升，分3次服，每日1剂，连服6个月。用于治疗慢性肾炎。

尿石症

诊　断　➜　对症拔罐　➜　健康贴士

尿石症是泌尿系统各部位结石病的总称，是泌尿系统的常见病。根据结石所在部位的不同，可分为肾结石、输尿管结石、膀胱结石和尿道结石。

【诊断】

本病的形成与环境因素、全身性病变及泌尿系统疾病有密切关系。尿石症的一般症状：结石本身引起的症状，肾、输尿管结石都先有程度不同的疼痛，其性质可为绞痛或胀痛。结石移动过程中，会引起黏膜的损伤，因而会产生血尿，多数为镜下血尿，但也可为肉眼血尿。膀胱结石和尿道结石则有排尿困难和终末血尿；许多结石患者伴有泌尿系统感染的症状，并无疼痛、血尿、脓尿；肾功能障碍可引起一侧肾积水和进行性肾功能减退。

尿石症的典型临床表现可见腰腹绞痛、血尿，或伴有尿频、尿急、尿痛等泌尿系统梗阻和感染的症状。

【对症拔罐】

选穴　三焦俞、肾俞、志室、膀胱俞、天枢、气海、内关、合谷、足三里。

方法　取上穴，用单纯火罐法吸拔穴位，留罐10～15分钟，每日或隔日1次。

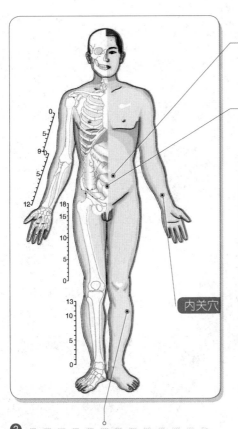

❶ 天枢穴 在腹中部，平脐中，距脐中2寸。

❷ 气海穴 在下腹部，前正中线上，当脐中下1.5寸。

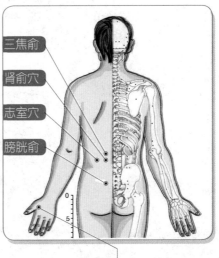

三焦俞

肾俞穴

志室穴

膀胱俞

内关穴

❸ 足三里穴 在小腿前外侧，当犊鼻下3寸，距胫骨前缘1横指（中指）。

❹ 合谷穴 在手背，第1、第2掌骨间，当第2掌骨桡侧的中点处。

健康贴士

　　尿石症患者在饮食上要注意少吃菠菜、杨梅、番茄、可可、巧克力、胡椒、马铃薯、辣椒等容易酿生湿热、促使杂质在尿中沉积的食品，对含钙高的如牛奶、奶酪以及含磷高的肥肉、蛋黄等食品也应控制。因为钙磷在尿中浓度高，会形成草酸钙和磷酸盐类结石，总的原则是饮食宜清淡。若经化验检查，属于酸性结石，可多吃青菜、萝卜等蔬菜，使尿液酸化。若属草酸胺尿石，常吃核桃仁，可抑制结石的形成，且有利于结石的排出。

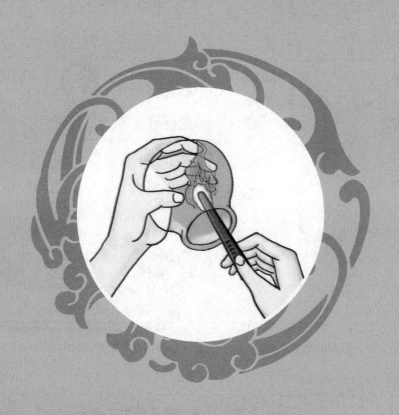

第五章

调治外科病怎么拔

　　一提到外科疾病，我们就会想到严肃而又紧张的手术场面，进而想到手术刀，想到流血，于是就会心生恐惧，有的人还会倒吸一口凉气。实际上，拔罐治疗外科疾病，不开刀，不吃药，更不会流血，它会在轻松愉快中把落枕、颈椎病、脱肛、风湿性关节炎、慢性腰肌劳损、腰椎间盘突出症、痔疮这些外科疾病吸拔于无形中。

落 枕

诊　断　→　对症拔罐　→　健康贴士

落枕又名"失枕"，是颈部软组织常见的损伤之一。落枕多因睡眠时枕头过高、过低或过硬或躺卧姿势不良等因素，使颈部一侧肌肉长时间受到牵拉，或者由于素体亏虚，气血不足，循行不畅，舒缩活动失调，又因夜寐肩部外露，遭受风寒侵袭，致使气血凝滞，经络痹阻，不通则痛。也有少数患者因颈部突然扭转或肩扛重物，致使部分肌肉扭伤，发生痉挛性疼痛而致本病。

【诊断】

落枕以颈部肌肉痉挛、强直、酸胀、疼痛以致转动失灵为主要症状，多见于青壮年，男性多于女性，冬、春季节发病率较高。患者在熟睡醒后，自觉颈项僵硬，颈部一侧肌肉紧张，酸楚疼痛，可牵涉到颈枕部、上背部及肩臂部，转头不便，动则更痛。轻者4～5天即可自愈，重者可迁延数周不愈。落枕为单纯的肌肉痉挛，成年人若经常发作，常系颈椎病的前驱症状。

【对症拔罐】

选穴　大椎、肩井、天宗、悬钟、昆仑、阿是穴。

方法

（1）火罐法：用闪火法将罐吸附于大椎、肩井、悬钟、局部压痛点（阿是穴）；或用抽气罐法吸附于上述穴位。

（2）针罐法：取大椎、肩井、天宗、昆仑、阿是穴，局部常规消毒后，用毫针针刺，起针后，局部再拔火罐。

（3）刺络拔罐法：取阿是穴，局部常规消毒后，用皮肤针叩刺至微渗血，立即用闪火法拔罐。

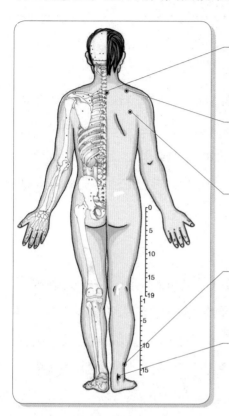

❶ 大椎穴　在后正中线上，第7颈椎棘突下凹陷中。

❷ 肩井穴　在肩上，前直乳中，当大椎与肩峰端连线的中点上。

❸ 天宗穴　在肩胛部，当冈下窝中央凹陷处，与第4胸椎相平。

❹ 悬钟穴　在小腿外侧，当外踝尖上3寸，腓骨前缘。

❺ 昆仑穴　在足部外踝后方，当外踝尖与跟腱之间的凹陷处。

健康贴士

预防落枕，睡觉时枕头应软硬适当，高低适宜，侧卧时枕高约与肩宽相同，从而维持颈部的内外平衡；寒冷季节或在空调房间睡觉时，颈项部不宜裸露于外，避免受凉。对于短期内多次落枕的患者，应积极预防颈椎病的发生；若疼痛较剧烈，可配合应用止痛剂以缓解痛苦；平时经常做颈部自我按摩，以疏通颈部的经络，防止颈部软组织劳损。

颈椎病

诊　断 → 对症拔罐

颈椎病又称颈椎综合征，是指颈椎及其周围软组织，如颈间盘、后纵韧带、黄韧带、脊髓鞘膜等发生病理改变而导致颈神经根、颈部脊髓、椎动脉及交感神经受到压迫或刺激而引起的综合征群。该病好发于40岁以上成年人，无论男女皆可发生，是临床常见多发病。

【诊断】

颈椎病多因身体虚弱、肾虚精亏、气血不足、濡养欠乏或气滞、痰浊、瘀血等病理产物积累，致经络瘀滞、风寒湿邪外袭，痹阻于太阳经脉，经隧不通、筋骨不利而发病。其临床症状多为头颈、肩臂麻木疼痛，重者肢体酸软乏力，甚者大小便失禁、瘫痪。

【对症拔罐】

选穴　颈部夹脊穴、压痛点、大椎、肩井、天宗、曲池、手三里、外关。

方法

（1）留罐法：坐位或俯卧位，若颈痛拔颈部夹脊穴、大椎、压痛点；若肩背痛加拔肩井、天宗穴；若上肢麻痛加拔曲池、手三里、外关穴，留罐10～15分钟。每日治疗1次，10次为1疗程。

（2）针罐法：根据颈椎病类型及疼痛部位，先针刺上述穴位，然后选择大小适中的火罐，再在相应的麻木疼痛部位拔罐，留罐10～15分钟。

（3）走罐法：坐位或俯卧位，在颈部涂上适量的按摩乳或油膏，选择大小适宜的火罐，用闪火法将罐吸拔于颈部夹脊穴，然后沿颈部脊柱两旁，做上下来回走罐数次，直至局部皮肤潮红。

（4）刺络拔罐法：用梅花针叩刺大椎穴及压痛点，至皮肤点状出血，然后立即拔罐，使拔出少量血液，起罐后擦净皮肤上的血液，用碘附棉球消毒即可。

（5）药罐法：先取防风、木瓜、秦艽、桃仁、红花、川椒、葛根、桂枝等各20克，用纱布包好，放入锅中煎煮半小时，滤出药液；再将竹罐放入药中煮10分钟，用镊子夹出竹罐，甩去药液，迅速用干毛巾捂住罐口，趁热将竹罐扣于大椎穴、颈部夹脊穴、压痛点，留罐15～20分钟。每日治疗1次，10次为1疗程。

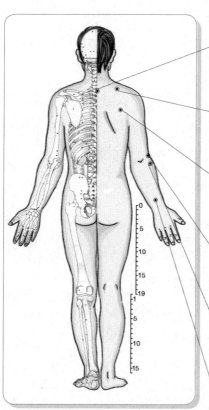

❶ 大椎穴　在后正中线上，第7颈椎棘突下凹陷中。

❷ 肩井穴　在肩上，前直乳中，当大椎与肩峰端连线的中点上。

❸ 天宗穴　在肩胛部，当冈下窝中央凹陷处，与第4胸椎相平。

❹ 曲池穴　在肘横纹外侧端，屈肘，当尺泽与肱骨外上髁连线中点。

❺ 手三里穴　在前臂背面桡侧，当阳溪与曲池连线上，肘横纹下2寸处。

❻ 外关穴　在前臂背侧，当阳池与肘尖的连线上，腕背横纹上2寸，尺骨与桡骨之间。

痔疮

诊 断 → 对症拔罐 → 小偏方

痔疮是在肛门或肛门附近因为压力而伸出隆起的血管，这些由于扩大、曲张所形成的柔软静脉团，类似腿部的静脉曲张，但痔疮常常会出血、栓塞或团块脱出。本病是成年人极为常见的疾病，会随年龄增长而发病率增高。

【诊断】

得痔疮的原因很多，如习惯性便秘、妊娠和盆腔肿物、年老久病、体弱消瘦、长期站立或久坐、运动不足、劳累过度、食辛辣饮食过多、冬季缺乏蔬菜、肠道慢性炎症等。

痔疮一般表现为便时肛门部出血，或滴血，或射血；便时或劳累后，痔脱出肛外，能自行修复，或需手法复位；便时肛门部不适，伴坠痛。视诊可发现肛门缘痔红肿，增加腹压时痔核变大，部分患者内痔脱出肛外。

【对症拔罐】

选穴 会阳、白环俞、大肠俞、次髎、承山以及腰骶部皮肤特异点（特征为微红色或粉白色，稍隆起如针帽大小）。

方法 取以上各穴，施以毫针罐法，施罐前先在穴位上针刺，待得气后，立即用闪火法将罐吸拔在针刺部位，留罐10～20分钟，每日1次，6次为1疗程。或每次选特异点2～3处，施以刺络罐法，留罐10～15分钟，隔日1次，6次为1疗程。

怎么拔不生病 生了病怎么拔

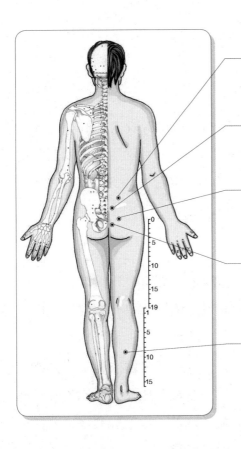

1 大肠俞穴　在腰部，当第4腰椎棘突下，旁开1.5寸。

2 次髎穴　俯卧位，在第二骶后孔处取穴。

3 白环俞穴　在骶部，当骶正中脊旁1.5寸，平第4骶后孔。

4 会阳穴　在骶部，尾骨端旁开0.5寸。

5 承山穴　在小腿后面正中，委中与昆仑之间，当伸直小腿或足跟上提时腓肠肌肌腹下出现尖角凹陷处。

小偏方　冬瓜绿豆汤：冬瓜500克，绿豆150克，食盐少许，猪油适量。冬瓜去皮，与绿豆同煮至烂熟，放入食盐、猪油便成。分3次服食绿豆、冬瓜，喝汤。方中绿豆、冬瓜均有清热解毒的功效。适用于实热所致痔疮患者。

脱　肛

诊　断 → 对症拔罐

　　脱肛又名直肠脱垂，是指肛管、直肠向下脱出于肛门之外。多见于老年人和1～3岁的儿童。本病可归属于中医学的"脱肛"范畴。其病因、病机为素体虚弱，中气不足或劳力耗气，产育过多，大病、久病而使气虚失摄所致。

【诊断】

　　（1）早期：便后有黏膜自肛门脱出，并可自行缩回；以后渐渐不能自行回复，需用手上托能复位，常有少许黏液自肛门流出，排便后有下坠感和排便不尽感，排便次数增多。

　　（2）晚期：脱肛在咳嗽、喷嚏、走路、久站或稍一用力即可脱出，脱出后局部有发胀感，也可感到腰骶部胀痛，脱出的黏膜有黏液分泌，黏膜常受刺激可发生充血、水肿、糜烂和溃疡，分泌可夹杂血性黏液，刺激肛周皮肤，可引起瘙痒。

　　（3）嵌顿：由于肛括约肌松弛，很少发生嵌顿，一旦嵌顿发生，患者即感到局部剧痛，肿物不能用手托复位，脱出肛管很快出现肿胀、充血，黏膜皱襞消失。如不及时治疗，可发生绞窄和坏死。

【对症拔罐】

　　选穴　百会、脾俞、大肠俞、次髎、白环俞、长强、中脘、神阙、气海、关元、足三里、承山、三阴交。

方法

（1）火罐法：取脾俞、大肠俞、次髎、长强、中脘、气海、关元、足三里、三阴交，先用艾条灸每穴3分钟左右，再拔罐。

（2）针罐法：取脾俞、大肠俞、白环俞、长强、气海、关元、足三里、承山，消毒后，毫针针刺，起针后拔罐。

（3）刺络拔罐法：取腰骶部阳性点以及大肠俞、长强、气海、百会等穴，用三棱针点刺出血或挑断阳性点皮肤下的白色纤维，然后拔罐。

（4）药罐法：取神阙穴，用闪火法拔罐，然后将升麻、蓖麻子等份研末，用醋调和做成药饼敷于神阙穴，于次日治疗前3小时取下。

❶ 百会穴　正坐，后发际正中直上7寸，头部中线与两耳连线交点处。

❷ 脾俞穴　在背部，当第11胸椎棘突下，旁开1.5寸。

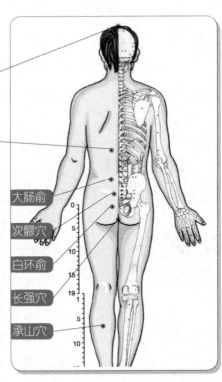

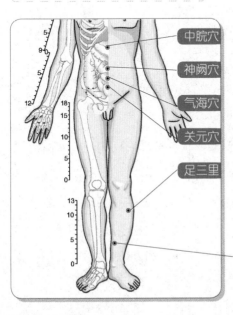

中脘穴
神阙穴
气海穴
关元穴
足三里

大肠俞
次髎穴
白环俞
长强穴
承山穴

 三阴交穴　在小腿内侧，当足内踝尖上3寸，胫骨内侧缘后方。

风湿性关节炎

诊　断 ➡ 对症拔罐 ➡ 小偏方

风湿性关节炎是一种常见的急性或慢性结缔组织炎症，可反复发作并累及心脏。中医称本病为"三痹"，根据感邪不同及临床主要表现，有"行痹"、"痛痹"、"着痹"的区别，其病机主要为风、寒、湿邪三气杂至，导致气血运行不畅、经络阻滞所致。

【诊断】

风湿性关节炎有两个特点：一是关节红、肿、热、痛明显，不能活动，发病部位常常是膝、髋、踝等下肢大关节，其次是肩、肘、腕关节，手、足的小关节少见；二是疼痛游走不定，一段时间是这个关节发作，一段时间是那个关节不适，但疼痛持续时间不长，几天就可消退。

【对症拔罐】

选穴　大椎、肩外俞、身柱、肩贞、天宗、膈俞、肝俞、脾俞、三焦俞、肾俞、志室、关元、曲泽、天井、曲池、手三里、外关、阳溪、阳池、委中、承山、昆仑、血海、梁丘、膝眼、阳陵泉、三阴交。

方法

（1）火罐法：腰上部位及上肢关节炎取大椎、身柱、膈俞以及病变局部穴位（肩关节选肩外俞、肩贞、天宗；肘关节选曲泽、曲池、天井、手三里；腕关节选阳池、外关、阳溪）；腰下部位及下肢关节炎取脾俞、三焦俞、志室、肾俞以及病变局部穴位（膝关节选血海、膝眼、梁丘、阳陵泉、委中；踝及跖关节选三阴交、承山、昆仑），用闪火法拔罐或用抽气罐法。

（2）针罐法：取大椎、肝俞、肾俞、关元、膝眼、阳陵泉、昆仑、局部压痛点（阿是穴），消毒后，用毫针针刺，再用闪火法拔罐。

❶ 大椎穴　在后正中线上，第7颈椎棘突下凹陷中。

❷ 肩外俞　在背部，当第1胸椎棘突下，旁开3寸。

❸ 身柱穴　在背部，当后正中线上，第3胸椎棘突下凹陷中。

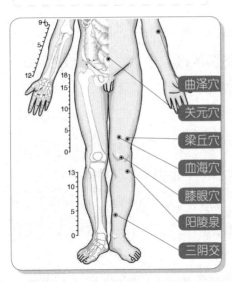

曲泽穴
关元穴
梁丘穴
血海穴
膝眼穴
阳陵泉
三阴交

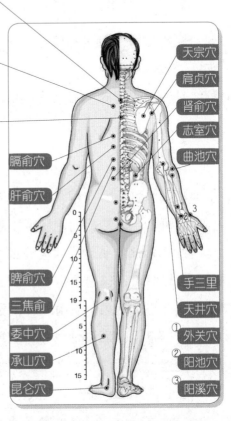

天宗穴
肩贞穴
肾俞穴
志室穴
曲池穴
膈俞穴
肝俞穴
脾俞穴
三焦俞
委中穴
承山穴
昆仑穴
手三里
天井穴
① 外关穴
② 阳池穴
③ 阳溪穴

📎

独活黑豆汤：独活12克，黑豆60克，米酒少许。将独活、黑豆放入清水中，文火煮2小时，取汁，兑入米酒，1日内分2次温服。可祛风胜湿，活血止痛。适用于风湿性关节炎、类风湿性关节炎属于风湿痹阻者。证见腰膝酸痛，反复发作，日久未愈，关节拘挛，屈伸不利，步履沉重，倦怠乏力，舌苔白滑，脉象濡缓。

小偏方

慢性腰肌劳损

诊 断 → 对症拔罐 → 小偏方

慢性腰肌劳损是指腰背部肌肉、筋膜、韧带等软组织的慢性损伤，导致局部无菌性炎症，从而引起腰背部一侧或两侧的弥漫性疼痛，是慢性腰腿痛中常见的疾病之一。

【诊断】

中医学认为，本病多由劳逸不当，气血筋骨活动失调；或汗出受风，露卧贪凉，寒湿侵袭；或年老体弱，肝肾亏虚，骨髓不足等引起。慢性腰肌劳损的症状主要表现在以下三方面。

腰部疼痛：长期反复发作的腰背部疼痛，呈钝性胀痛或酸痛不适，时轻时重，迁延难愈。休息、适当活动或经常改变体位姿势可使症状减轻。劳累、阴雨天气、受风寒湿影响则症状加重。

腰部活动：腰部活动基本正常，一般无明显障碍，但有时有牵掣不适感。不耐久坐、久站，不能胜任弯腰工作。弯腰稍久，便直腰困难。常喜双手捶击，以减轻疼痛。

急性发作时，诸症明显加重，可有明显的肌痉挛，甚至出现腰脊柱侧弯、下肢牵掣作痛等症状。

【对症拔罐】

选穴　肾俞、气海俞、腰阳关、关元俞、白环俞、次髎、居髎、阳陵泉、委中、承山、飞扬。

方法

（1）火罐法：用闪火法将罐吸附于肾俞、关元俞、腰阳关、次

髎、委中、承山、腰部压痛点（阿是穴）；或用抽气罐法。

（2）针罐法：取肾俞、气海俞、居髎、次髎、白环俞、阳陵泉、飞扬，消毒后，用毫针针刺，起针后，用闪火法拔罐。

（3）刺络拔罐法：取肾俞、阿是穴、委中，消毒后用皮肤针重叩或三棱针点刺出血，后拔罐。

（4）药罐法：用麻黄、艾叶、木瓜、川椒、秦艽、透骨草各10克，煎煮取汁适量，涂抹于疼痛部位，然后拔罐。

❶ 百会穴　正坐，后发际正中直上7寸，头部中线与两耳连线交点处。

❷ 肾俞穴　在腰部，当第2腰椎棘突下，旁开1.5寸。

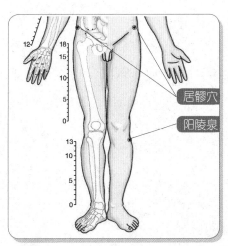

居髎穴

阳陵泉

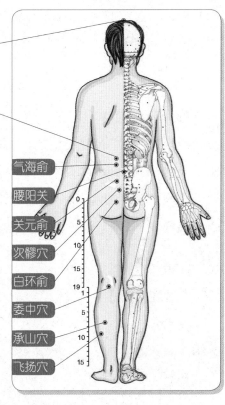

气海俞
腰阳关
关元俞
次髎穴
白环俞
委中穴
承山穴
飞扬穴

小偏方

龟血炖冰糖：乌龟3只，冰糖5克。取乌龟血于碗中，放入冰糖，隔水共炖熟，服食。养血通脉。用于治疗腰肌劳损，中风后半身不遂、四肢麻木。

腰椎间盘突出症

诊　断 → 对症拔罐

　　腰椎间盘突出症是指腰椎间盘受到挤压、牵拉、扭转等因素的作用，致使腰椎间盘的纤维环破裂，髓核突出，刺激或压迫相应的神经根，引起以单侧或双侧腰腿痛为表现的综合征。以腰椎4～5和腰5骶1椎间盘突出发病率最高，好发于20～50岁的男性。

【诊断】

　　临床表现为腰部疼痛，严重者可影响翻身和坐立。一般休息后症状减轻，咳嗽、喷嚏或大便时用力，均可使疼痛加剧。下肢放射痛，凡腰4～腰5或腰5～骶1椎间盘突出者，一侧下肢坐骨神经区域放射痛。腰部活动障碍，以后伸障碍为明显。脊柱侧弯、侧凸的方向表明突出物的位置和神经根的关系。有主观麻木感，患肢温度下降等。

【对症拔罐】

　　选穴　肾俞、大肠俞、八髎、环跳、居髎、承扶、压痛点、委中、承山。

　　方法

　　（1）留罐法：患者取俯卧位，选择大小适中的火罐或真空罐，吸拔于腰部压痛点、肾俞、大肠俞、八髎、环跳、居髎、承扶、委中、承山穴，留罐15～20分钟。每日治疗1次，10次为1疗程。

　　（2）针罐法：患者取俯卧位，先针刺患侧肾俞、大肠俞、八髎、环跳、居髎、承扶、腰部压痛点及委中、承山穴，然后选择大小适中的火罐，再在上述穴位拔罐，留罐10～15分钟。

（3）走罐法：患者取俯卧位，在患侧腰部涂上适量的按摩乳或油膏，选择大小适宜的火罐，用闪火法将罐吸拔于腰部疼痛处，然后沿患侧腰部压痛点上下，做来回推拉走罐数次，直至局部皮肤潮红。

（4）刺络拔罐法：患者取俯卧位，用梅花针叩刺腰部压痛点，到皮肤点状出血，然后立即拔罐，使拔出少量瘀血，起罐后擦净皮肤上的血液，用碘附棉球消毒即可。

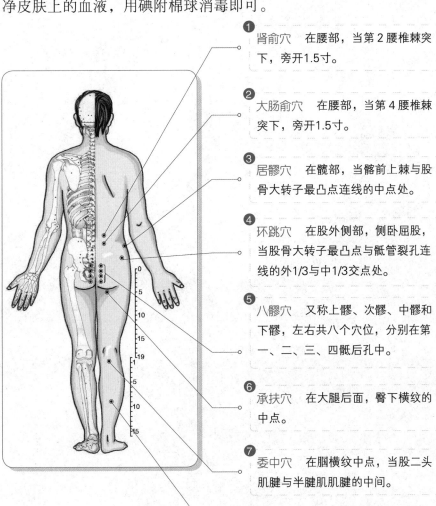

❶ 肾俞穴　在腰部，当第2腰椎棘突下，旁开1.5寸。

❷ 大肠俞穴　在腰部，当第4腰椎棘突下，旁开1.5寸。

❸ 居髎穴　在髋部，当髂前上棘与股骨大转子最凸点连线的中点处。

❹ 环跳穴　在股外侧部，侧卧屈股，当股骨大转子最凸点与骶管裂孔连线的外1/3与中1/3交点处。

❺ 八髎穴　又称上髎、次髎、中髎和下髎，左右共八个穴位，分别在第一、二、三、四骶后孔中。

❻ 承扶穴　在大腿后面，臀下横纹的中点。

❼ 委中穴　在腘横纹中点，当股二头肌腱与半腱肌肌腱的中间。

❽ 承山穴　在小腿后面正中，委中与昆仑之间，当伸直小腿或足跟上提时腓肠肌肌腹下出现尖角凹陷处。

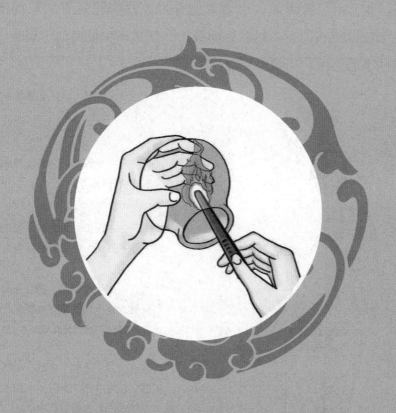

第六章

调治妇科病怎么拔

　　健康的女人最美丽。超凡脱俗的气质，源于健康
的身体。一个病歪歪的女人，会有什么魅力可言呢？
而妇科病向来就是女性的天敌，尤其是痛经、功能性
子宫出血、外阴瘙痒、盆腔炎等妇科疾病往往让女人
苦不堪言，但又欲罢不能。神奇的拔罐术会让患有妇
科病的女性朋友快快登上健康快车，让健康的阳光还
女人轻松、愉快。

妊娠呕吐

诊　断 → 对症拔罐 → 小偏方

妊娠呕吐是指妇女在怀孕6周左右出现不同程度的恶心呕吐症状。本病属于中医学"妊娠恶阻""子病""阻病""病儿"等范畴。

【诊断】

妇女在怀孕初期，出现食欲不振，有轻度恶心、呕吐等现象，不影响饮食和工作，则属于正常生理反应，到妊娠第三个月能自然消失，故无须治疗。但有些孕妇呈持续性或剧烈呕吐，甚至不能进饮食、全身乏力、明显消瘦、小便少、皮肤黏膜干燥、眼球凹陷等，必须及时治疗，以免影响母体健康和胎儿发育。

【对症拔罐】

选穴

①大椎、肝俞、脾俞、身柱、胃俞穴。②中脘穴。

方法

取①组穴，施以刺络罐法，以三棱针轻刺穴位，然后用闪火法将罐吸拔在穴位上，留罐10分钟，每日1次。或于进食前采用单纯罐吸拔中脘穴(吸力不宜过强)，上罐后即可进食，食后15～20分钟起罐。连续使用本法数天后，若疗效有所降低，可用棉球蘸75％酒精或白酒塞入双耳孔，或于足三里穴施行单纯罐法或敷姜罐法。

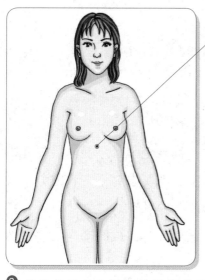

❶ 中脘穴 在上腹部，前正中线上，当脐中上4寸。

❷ 大椎穴 在后正中线上，第7颈椎棘突下凹陷中。

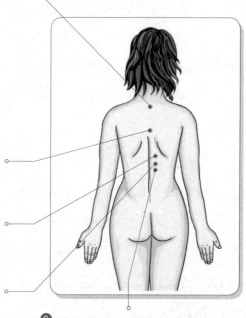

❸ 身柱穴 在背部，当后正中线上，第3胸椎棘突下凹陷中。

❹ 肝俞穴 在背部，当第9胸椎棘突下，旁开1.5寸。

❺ 脾俞穴 在背部，当第11胸椎棘突下，旁开1.5寸。

❻ 胃俞穴 在背部，当第12胸椎棘突下，旁开1.5寸。

小偏方

（1）姜汁牛奶：鲜牛奶200毫升，生姜汁10毫升，白糖20克。将鲜牛奶、生姜汁、白糖混匀，煮沸后即可。温热服，每日2次。益胃，降逆，止呕。适用于妊娠呕吐不能进食者。

（2）山药炒肉片：鲜山药100克，生姜丝5克，瘦肉50克。将山药切片与肉片一起炒至将熟，然后加入姜丝，熟后即可服食。健脾和胃，温中止呕。山药健脾补气，瘦肉大补气血，生姜温中止呕。

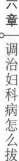

产后缺乳

诊　断　→　对症拔罐　→　小偏方

产后缺乳是指产后乳汁分泌量少，甚至全无，不能满足婴儿需要。多因产妇身体虚弱、产期出血过多、乳腺发育不良、内分泌失调等因素所致。本病可归属于中医学的"缺乳"、"乳汁不行"范畴，其病因、病机为气血虚弱，不能化生乳汁，或肝郁气滞、经脉涩滞不通。

【诊断】

产后缺乳系指排出的乳汁量少，甚或全无，不够喂养婴儿，可伴有胸胁、乳房胀满而痛，情绪抑郁不舒、烦躁易怒等，或乳房柔软无胀痛感，伴有面色口唇苍白、心悸气短、疲乏困倦等。

【对症拔罐】

选穴　肩井、天宗、肝俞、脾俞、肾俞、膏肓、膻中、乳根、期门、中脘、气海、关元、少泽、太冲、三阴交、太溪。

方法

（1）火罐法：用闪火法将罐吸附于脾俞、肾俞、中脘、关元、膻中、三阴交、太溪，或用抽气罐法；或选天宗、膏肓、乳根、足三里指压按揉穴位10分钟，然后拔罐。

（2）针罐法：取乳根、膻中、肩井、气海、关元、少泽、太冲，消毒后，先用三棱针点刺少泽，其余用毫针针刺，起针后拔罐。

（3）刺络拔罐法：取肝俞、期门、膻中、乳根、少泽，消毒后，用三棱针点刺或皮肤针叩刺，然后用闪火法拔罐于针刺部位。

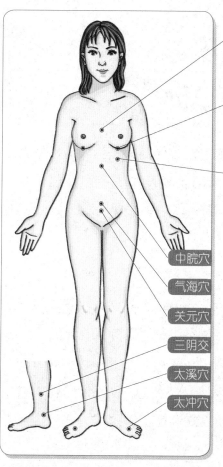

1 膻中穴　在胸部，当前正中线上，平第4肋间，两乳头连线的中点。

2 乳根穴　在胸部，当乳头直下，乳房根部，当第5肋间隙，距前正中线4寸。

3 期门穴　在胸部，当前正中线上，平第4肋间，两乳头连线的中点。

中脘穴
气海穴
关元穴
三阴交
太溪穴
太冲穴

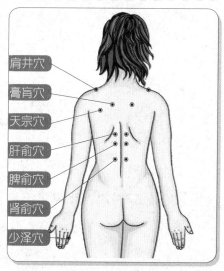

肩井穴
膏肓穴
天宗穴
肝俞穴
脾俞穴
肾俞穴
少泽穴

小偏方

乌鸡白凤尾菇汤：乌鸡500克，白凤尾菇50克，料酒、大葱、食盐、生姜片各适量。乌鸡宰杀后，去毛，去内脏及爪，洗净。砂锅添入清水，加生姜片煮沸，放入已剔好的乌鸡，加料酒、大葱，用文火炖煮至酥，放入白凤尾菇，加食盐调味后煮沸3分钟即可起锅。补益肝肾，生精养血，养益精髓，下乳。适用于产后缺乳、无乳或女子乳房扁小不丰、发育不良等。

产后宫缩痛

诊　断 → 对症拔罐 → 健康贴士

　　产后宫缩痛又称儿枕痛、产后子宫神经痛，是指分娩后子宫收缩引起的下腹部疼痛。产后宫缩痛的主要是由于产妇精神紧张、自主神经功能紊乱、内分泌失调等因素，导致分娩后子宫过度收缩引起。

【诊断】

　　产后宫缩痛一般在产后1～2日出现，持续2～3日后自然消失，多见于经产妇。哺乳时反射性催产素分泌增多会使疼痛加重。产后宫缩痛主要表现为：产后1～2天内出现下腹部疼痛拒按，同时伴子宫变硬、恶露增加；严重者疼痛剧烈，经久不止，同时可伴大量出汗、恶心、呕吐、食欲不振、睡眠不安等症状。

【对症拔罐】

　　选穴　肾俞、腰阳关、八髎、章门、气海、关元、中极、子宫、血海、足三里、三阴交。

　　方法　（1）火罐法：用闪火法将罐吸附于肾俞、腰阳关、子宫、八髎、气海、关元、足三里、三阴交；或用抽气罐法吸附于上述穴位。

　　（2）针罐法：取肾俞、章门、中极、关元、血海、足三里、三阴交，消毒后，用毫针针刺，然后用闪火法拔罐于针刺部位。

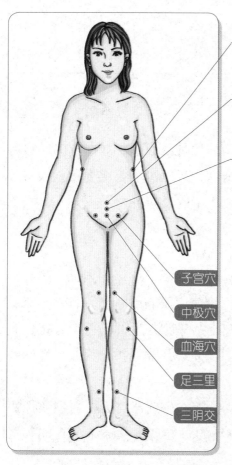

❶ 章门穴 在侧腹部，当第11肋游离端的下方。

❷ 气海穴 在下腹部，前正中线上，当脐中下1.5寸。

❸ 关元穴 在下腹部，前正中线上，当脐中下3寸。

子宫穴

中极穴

血海穴

足三里

三阴交

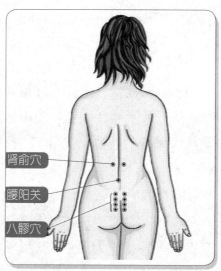

肾俞穴

腰阳关

八髎穴

健康贴士

　　产后宫缩痛患者应避免精神紧张，保持心情舒畅。下腹部应防止受凉，饮食宜清淡。疼痛剧烈者可暂停哺乳。另外，新妈妈如果在产后14天后仍然可以在腹部摸到子宫，而且伴有腰痛、下腹部胀感、血性恶露量大、腹部有压痛等症状，就有可能是子宫复位不全，应及时到医院诊治。

痛经

诊　断 → 对症拔罐 → 小偏方

痛经是针对月经来潮及行经前后出现下腹部疼痛而言的。它属月经病范畴，是妇科常见病症。痛经多因气滞血瘀、寒湿凝滞、气血虚损等因所致。气血瘀阻、冲任失调，"不通则痛"，故发生痛经。

【诊断】

痛经的症状一般在行经前开始，有痛感，逐渐加剧，历时数小时或两三天不等，疼痛多为下腹部绞痛、胀痛或坠痛。有小腹凉、得热痛减轻的感觉。还常伴有消化系统症状，如恶心、呕吐、腹泻、尿频等。还可伴头痛、冷汗、虚脱等。痛经可分为原发性痛经和继发性痛经。

（1）原发性痛经：指经妇科检查，生殖器官无明显器质性病变者，多发生于月经初潮后2～3年的青春期少女或未生育的年轻女性。

（2）继发性痛经：指经妇科检查、B超检查、腹腔镜检查、生殖器官有明显的器质性病变者，如患有盆腔炎、子宫肌瘤、子宫内膜异症等。

【对症拔罐】

选穴　肝俞、脾俞、三焦俞、肾俞、命门、关元俞、次髎、腰俞、气海、关元、归来、子宫、中极、足三里、地机、三阴交。

方法

（1）火罐法：用闪火法将罐吸附于肾俞、三焦俞、气海、关元、中极、归来、足三里、三阴交。

（2）针罐法：取肝俞、脾俞、肾俞、关元、归来、足三里、三阴交、地机，消毒后，毫针针刺，然后用闪火法拔罐于针上。

（3）走罐法：取适当大小火罐，沿督脉的命门至腰俞、足太阳膀胱经的肾俞至次髎来回走罐，直至皮肤出现红色瘀血。

❶ 肝俞穴　在背部，当第9胸椎棘突下，旁开1.5寸。

❷ 脾俞穴　在背部，当第11胸椎棘突下，旁开1.5寸。

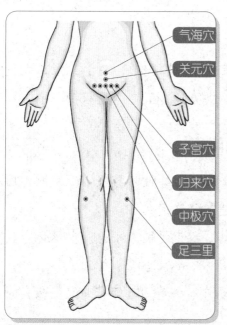

气海穴
关元穴
子宫穴
归来穴
中极穴
足三里

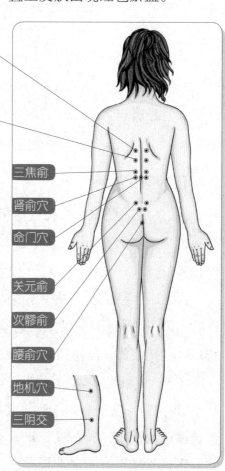

三焦俞
肾俞穴
命门穴
关元俞
次髎俞
腰俞穴
地机穴
三阴交

小偏方

韭菜月季红糖饮：鲜韭菜30克，月季花3～5朵，红糖10克，黄酒10毫升。将韭菜和月季花洗净压汁，加入红糖，对入黄酒冲服，服后俯卧半小时。理气，活血止痛。

月经不调

　　月经不调是妇科最常见的疾病之一，月经的期、量、色、质的任何一方面发生改变，均称为月经不调。中医认为，经水出诸肾，意思是月经病和肾功能有关，和脾、肝、气血、冲脉、任脉、子宫也相关。

【诊断】

　　（1）经期提前：月经提前指月经周期缩短，短于21天，而且连续出现2个周期以上，属于排卵型功血。基础体温双相，增生期短，仅7~8天；或黄体期短于10天，或体温上升不足0.5℃。

　　（2）经期延迟：月经错后7天以上，甚至40~50天一行，并连续出现2个月经周期以上。有排卵者，基础体温双相，但增生期长，高温相偏低；无排卵者，基础体温单相。

　　（3）经期延长：月经周期正常，经期延长，经期超过7天以上，甚至2周方净。有炎症者平时小腹疼痛，经期加重，平时白带量多，色黄或黄白、质稠、有味。黄体萎缩不全者同时伴有月经量多；子宫内膜修复延长者在正常月经期后，仍有少量持续性阴道出血。

　　（4）月经先后不定期：月经提前或延迟，周期或短于21天，或长于35天。

【对症拔罐】

　　选穴　肝俞、脾俞、命门、肾俞、气海俞、关元俞、次髎、腰俞、气海、关元、归来、血海、足三里、三阴交。

方法

（1）火罐法：取脾俞、肾俞、关元、足三里、三阴交，用闪火法拔罐或用闪罐法。

（2）针罐法：取肝俞、脾俞、肾俞、气海、关元、三阴交，消毒后，毫针针刺，并在针刺部位拔罐。

（3）刺络拔罐法：取命门、腰俞、气海俞、关元俞、关元、血海，消毒后，用三棱针点刺穴位3~5下，然后拔罐。

（4）走罐法：沿督脉的命门至腰俞、足太阳膀胱经的肾俞到次髎来回走罐，直至皮肤出现红色瘀血，然后再针刺关元、归来、足三里、三阴交并拔罐于针上。

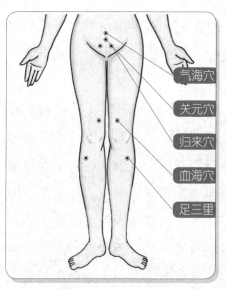

气海穴
关元穴
归来穴
血海穴
足三里

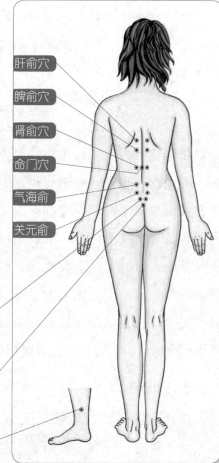

肝俞穴
脾俞穴
肾俞穴
命门穴
气海俞
关元俞

1 次髎穴 在骶部，当髂后上棘内下方，适对第2骶后孔处。

2 腰俞穴 在骶部，当后正中线上，适对骶管裂孔。

3 三阴交 在小腿内侧，当足内踝尖上3寸，胫骨内侧缘后方。

功能性子宫出血

诊　断 → 对症拔罐 → 健康贴士

功能性子宫出血简称"功血"，系指无周身性疾病及生殖器官器质性病变，而是由于神经内分泌系统功能障碍所引起的子宫异常出血。

【诊断】

"功血"多见于更年期，约占50％，而育龄期约占30％，青春期约占20％。"功血"又可分为无排卵型和排卵型两类。无排卵型"功血"可见于子宫内膜增生或萎缩；排卵型"功血"可见于黄体不健及黄体萎缩不全。

功能性子宫出血的主要症状是子宫不规则出血，月经提前或错后，完全失去了规律性；或月经周期缩短，一般小于21天，但出血量和出血天数正常；也可以是月经周期正常，但是每次出血量极多，可达数百毫升；有的人虽然月经周期正常，但在月经来潮之前已有数天少量出血，颜色往往发暗，月经来潮数天后又淋漓不净，月经前后可持续出血十几天，或者在月经干净10天左右，阴道又流出少量血，有时一两天即干净，称为排卵型出血。无排卵型功血主要表现为子宫不规则出血，月经周期紊乱，经期长短不一，出血量时多时少，甚至大量出血。有时先有数周或数月停经，然后发生子宫不规则出血，不易自止；有时周期尚准，但经量增多，经期延长。

【对症拔罐】

选穴　①关元、中极、天枢、脾俞、胃俞、肾俞、足三里。②气海、大巨、肝俞、腰阳关、血海、三阴交。

方法　每次取1组穴位，采用单纯罐法或留针罐法、皮肤针罐法等。若属虚寒体质者选用气海、关元、中极、肾俞、腰阳关、足三里穴等，施行艾灸或隔姜灸罐法（先在穴位上施灸5～10分钟，然后将罐吸拔在被灸的穴位上），留罐10～15分钟，每日1次，症状改善后，改为隔日1次。若出血量多或持续时间较长。宜加灸隐白穴30分钟。

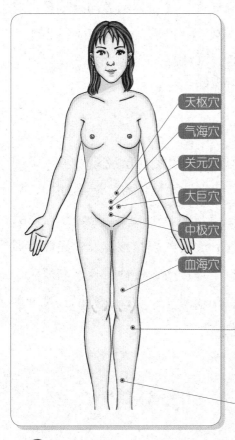

天枢穴
气海穴
关元穴
大巨穴
中极穴
血海穴

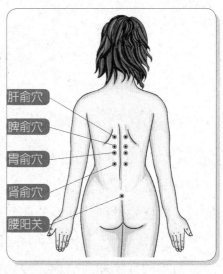

肝俞穴
脾俞穴
胃俞穴
肾俞穴
腰阳关

❶ 足三里穴　在小腿前外侧，当犊鼻下3寸，距胫骨前缘1横指（中指）。

❷ 三阴交穴　在小腿内侧，当足内踝尖上3寸，胫骨内侧缘后方。

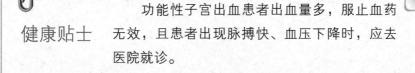

健康贴士　功能性子宫出血患者出血量多，服止血药无效，且患者出现脉搏快、血压下降时，应去医院就诊。

闭 经

诊　断 → 对症拔罐 → 小偏方

闭经即不来月经，是妇女常见的一种症状。通常分为原发性和继发性两类。医学认为，经闭多由先天不足、体弱多病，或多产房劳、肾气不足、精亏血少，大病、久病、产后失血，或脾虚生化不足、冲任血少，情志失调，精神过度紧张所致，或受刺激、气血郁滞不行、肥胖、多痰多湿、痰湿阻滞冲任等引起。

【诊断】

妇女超过18岁仍不来月经叫原发性闭经；已经建立了正常月经周期后，连续3个月以上不来月经叫继发性闭经。青春期前、妊娠后、哺乳期及绝经期后的闭经是正常的，不属于病态。子宫发育异常，如先天性无子宫、刮宫过深、子宫内膜结核以及先天性无卵巢、放疗破坏了卵巢组织，或患有严重贫血、慢性肾炎、糖尿病、甲状腺及肾上腺功能亢进或减退；环境改变、惊吓、恐惧、过度紧张、劳累等原因均可引起闭经的发生。

【对症拔罐】

选穴　①大椎、肝俞、脾俞。②身柱、肾俞、气海、三阴交。③命门、关元。

方法　取以上各组穴，均施以单纯罐法或刺络罐法，首先用三棱针在穴位上点刺，然后用闪火法将罐吸拔在穴位上，留罐15分钟，每次1组穴，每日1次。

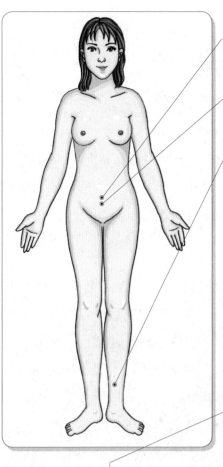

❶ 气海穴　在下腹部，前正中线上，当脐中下1.5寸。

❷ 关元穴　在下腹部，前正中线上，当脐中下3寸。

❸ 三阴交穴　在小腿内侧，当足内踝尖上3寸，胫骨内侧缘后方。

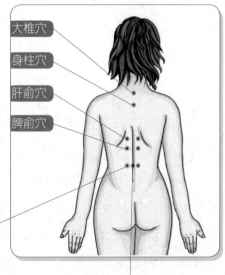

大椎穴
身柱穴
肝俞穴
脾俞穴

❹ 肾俞穴　在腰部，当第2腰椎棘突下，旁开1.5寸。

❺ 命门穴　在腰部，当后正中线上，第2腰椎棘突下凹陷中。

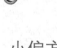

小偏方

桂圆莲子粥：莲子50克，桂圆肉50克，红枣20个，糯米100克。将莲子、桂圆、红枣、糯米放入锅中加水适量，文火煮粥后食用。可养心宁神，健脾益气。适用于因脾虚血亏引起的闭经。

带下病

带下病是女性生殖系统疾病中的一种常见病症。产生带下病的原因有很多，如生殖系统炎症、肿瘤、子宫后屈、肺结核、糖尿病、贫血、精神刺激和阴道异物等都可引起带下病。

【诊断】

白带是指妇女阴道分泌的一种白色液体，有生理性白带和病理性白带之分。月经前期或妊娠期，因生殖器充血所致的分泌物增加者，属于生理性白带；如果量多，持续不断，或颜色、性质、气味等见异常变化，并伴有面色萎黄、精神疲倦、乏力、腰酸腹冷、小腹坠胀、阴部瘙痒、小便短黄等症状，属于病理性白带，即为带下病。中医学认为，带下病多是因为脾虚，运化失常，肾气不足，任、带两脉失于固约及湿毒下注所致。治疗时尤以调脾最为重要，古代有五色带之名，临床上多以白带、黄带、赤白带为多见。

【对症拔罐】

选穴　脾俞、命门、肾俞、八髎、白环俞、腰俞、次髎、带脉、气海、地机、三阴交。

方法

（1）火罐法：用闪火法将罐吸附于带脉、脾俞、肾俞、白环俞、八髎、气海、三阴交；或用抽气罐吱吸附于上述穴位。

（2）针罐法：取带脉、白环俞、次髎、气海、地机、三阴交，消毒后，用毫针针刺，起针后用闪火法拔罐。

（3）走罐法：沿督脉的命门至腰俞、足太阳膀胱经的肾俞至次髎来回走罐，至皮肤出现红色瘀血，然后留罐于脾俞、肾俞、次髎。

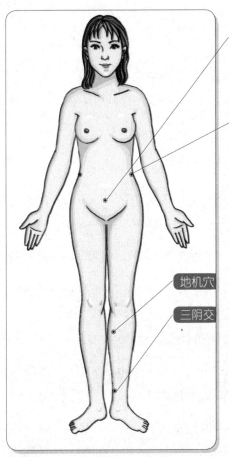

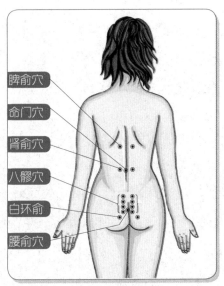

❶ 气海穴　在下腹部，前正中线上，当脐中下1.5寸。

❷ 带脉穴　在侧腹部，章门下1.8寸，当第12肋骨游离端下方垂线与脐水平线的交点上。

地机穴

三阴交

脾俞穴

命门穴

肾俞穴

八髎穴

白环俞

腰俞穴

小偏方

荞麦蛋清汤：荞麦米50克，炒焦；鸡蛋清2个。锅内放入荞麦米，注入清水200毫升，烧开后，打入鸡蛋清2只，煮熟。趁热服，每日2次。用于治疗妇女带下、白带黄浊。

盆腔炎

诊 断 → 对症拔罐

盆腔炎是指妇女盆腔内生殖器官的炎症，包括子宫肌炎、子宫内膜炎、输卵管炎、卵巢炎、盆腔结缔组织炎和盆腔腹膜炎。一般分为急性和慢性两种。

【诊断】

（1）急性盆腔炎：症状可因炎症的轻重及范围大小而有所不同。常见的症状有高烧、寒战、头痛、食欲不振和下腹部疼痛。有腹膜炎时可出现恶心、呕吐、腹胀、腹泻的症状。炎症刺激泌尿道可出现排尿困难、尿频、尿痛的症状，如刺激直肠可出现腹泻和排便困难症状。体检时可发现下腹部肌肉紧张、有压痛，阴道内有大量脓性分泌物、子宫颈充血，子宫两侧可摸到肿块并有压痛。

（2）慢性盆腔炎：全身症状不明显。有时可有低烧、易感疲乏、精神不振、周身不适、失眠等。当患者抵抗力下降时，可急性发作。由于慢性炎症形成的疤痕、粘连及盆腔充血，可引起下腹部坠胀、疼痛及腰骶部酸痛。常在劳累、性交后、排便时及月经期前后加重。由于盆腔瘀血，患者出现月经和白带增多；卵巢功能受损时可有月经失调；输卵管阻塞可造成不孕。检查子宫的位置后倾，活动受限或粘连固定，在子宫一侧或两侧可摸到条索状增粗的输卵管并有轻度压痛。

【对症拔罐】

选穴　肾俞、腰眼、腰阳关、八髎（即上、次、中、下髎之合称）、关元、曲骨、气海、归来、三阴交、足三里为主穴。月经多者，加血海穴；痛经者，加地机穴；白带多者，加阴陵泉穴；发热恶寒、低热者，加大椎、曲池穴。

方法　取上穴，采用单纯罐法或温水罐法、敷姜罐法，通常在腰骶部穴上置8～10个罐。若发热者，在大椎或曲池穴上施行刺络罐法，起罐后再于腹部及下肢穴位上置罐6～8个，均留罐10～30分钟，每日或隔日1次，10次为1疗程。亦可每次选2～4个穴位，先施行闪罐法，然后在其他穴位上施行单纯罐法，留罐10～15分钟，每周1～2次。挑完以上所有穴位为1疗程，2个疗程间隔10天。

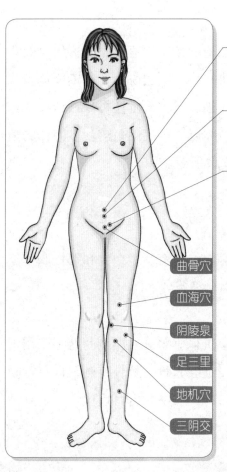

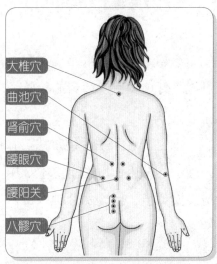

❶ 气海穴　在下腹部，前正中线上，当脐中下1.5寸。

❷ 关元穴　在下腹部，前正中线上，当脐中下3寸。

❸ 归来穴　在下腹部，当脐中下4寸，距前正中线2寸。

曲骨穴　血海穴　阴陵泉　足三里　地机穴　三阴交

大椎穴　曲池穴　肾俞穴　腰眼穴　腰阳关　八髎穴

子宫脱垂

诊　断 → 对症拔罐 → 小偏方

　　子宫脱垂系子宫从正常位置沿阴道下降，至子宫颈外口达坐骨棘水平以下，甚至全部脱出阴道外口。多因分娩造成宫颈、宫颈主韧带及子宫骶韧带损伤，或因分娩后支持组织未能恢复正常，导致子宫沿阴道向下移位。

【诊断】

　　子宫脱垂主要表现为下腹、阴道、会阴部有下坠感，伴有腰背酸痛，劳动后更加明显，自觉有块状物自阴道脱出，行走或体力劳动时更加明显。严重时不能自行还纳。子宫下垂还可导致尿失禁。本病归属于中医学的"阴挺"、"阴脱"等病症范畴。多因体弱消瘦、中气虚陷、孕育过多、房劳伤肾所致。

【对症拔罐】

选穴

　　天枢、肺俞、心俞、灵台、肝俞、脾俞、胃俞穴和第12胸椎至骶尾段脊柱中线及两旁的膀胱经内侧循行线。

方法

　　取上穴，采用单纯罐法。12胸椎以下督脉及两侧膀胱经采用密排罐法，其中骶区的上、次、中、下髎先行三棱针点刺，再将罐吸拔在穴位上，留罐20分钟，每2～3日1次，12次为1疗程。

❶ 肺俞穴　在背部，当第3胸椎棘突下，旁开1.5寸。

❷ 心俞穴　在背部，当第5胸椎棘突下，旁开1.5寸。

❸ 灵台穴　在背部，当后正中线上，第6胸椎棘突下凹陷中。

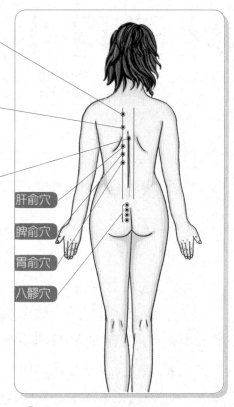

肝俞穴

脾俞穴

胃俞穴

八髎穴

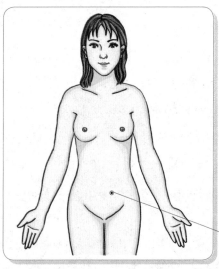

❸ 天枢穴　在腹中部，平脐中，距脐中2寸。

小偏方

升麻煲龟肉：升麻12克，乌龟肉100~150克。将龟肉洗净切块；升麻洗净后用纱布包好，一齐放入瓦煲内，加水800毫升，加热煲至龟肉熟，去药包即可。食龟肉，喝汤。可补益气血，升举阳气。适用于子宫脱垂症。

第六章 调治妇科病怎么拔

乳腺增生

诊　断 → 对症拔罐 → 健康贴士

乳腺增生是女性最常见的乳房疾病，其发病率占乳腺疾病的首位。近些年来，该病发病率呈逐年上升的趋势，年龄也越来越低龄化。

【诊断】

乳腺增生是指乳腺上皮和纤维组织增生，乳腺组织导管和乳小叶在结构上的退行性病变及进行性结缔组织的生长，其发病原因主要是由于内分泌激素失调。临床表现为乳房胀痛，具有周期性，常发生或加重于月经前期或月经期。乳房肿块，常为多发性，扁平性，或呈串珠状结节，大小不一，质韧不硬，周界不清，推之可动，经前增大，经后缩小，病程长，发展缓慢，此病多发于30～40岁的妇女。

【对症拔罐】

选穴　肩井、天宗、肝俞、库房、膺窗、膻中、乳根、期门、外关、阳陵泉、丰隆。

方法

（1）火罐法：用闪火法将罐吸附于肝俞、膻中、天宗、肩井、外关；或用抽气罐法。

（2）针罐法：取肝俞、期门、乳根、膺窗、阳陵泉、丰隆，消毒后用毫针针刺，并用艾条灸15分钟后起针，然后每穴闪罐5～10下。

（3）刺络拔罐法：取膻中、乳根、膺窗，三棱针点刺3～5下，用闪火法拔罐于针刺部位。

（4）药罐法：取患侧乳房相对应的背部压痛点，以及天宗、库房、膺窗、膻中、乳根，涂姜汁后拔罐。

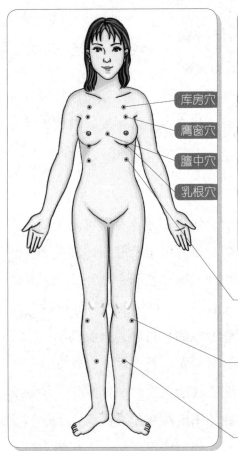

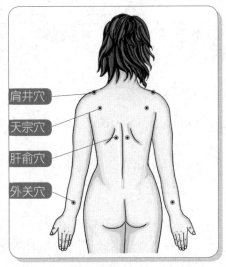

库房穴
膺窗穴
膻中穴
乳根穴

肩井穴
天宗穴
肝俞穴
外关穴

❶ 期门穴　乳着直下，第6肋间隙，前正中线旁开4寸。

❷ 阳陵泉穴　在小腿外侧，当腓骨小头前下方凹陷处。

❸ 丰隆穴　在小腿前外侧，当外踝尖上8寸，条口外，距胫骨前缘2横指（中指）。

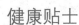

健康贴士　乳腺增生对人体的危害莫过于心理的损害，因缺乏对此病的正确认识，不良的心理因素过度紧张刺激忧虑悲伤，造成神经衰弱，会加重内分泌失调，促使增生症的加重，故应解除各种不良的心理刺激。对心理承受差的人更应注意。

外阴瘙痒

诊　断 → 对症拔罐 → 小偏方

外阴瘙痒是外阴各种不同病变所引起的一种症状，但也可发生于外阴完全正常者，当瘙痒加重时，患者多坐卧不安，以致影响生活和工作。

【诊断】

本病主要症状表现为外阴及阴道瘙痒不适，有的可波及整个外阴，有的可局限于某部或单侧外阴，有时可累及肛周，常呈阵发性发作，也可为持续性，一般夜间加剧，痒痛难忍，坐卧不安，有的伴有白带，带黄、质稠、有味。久治不愈者可转变为苔藓样硬化。

外阴瘙痒的发生是由多种因素造成的，可分为全身性和局部性原因。前者多由于糖尿病、黄疸、白血病、精神因素、过度疲劳、条件反射等原因所致。后者常因滴虫性或真菌性阴道炎、老年妇女外阴干燥、尿失禁、肛裂、肛瘘使外阴皮肤受尿粪浸渍；阴道内使用避孕药等药物；穿化学纤维内裤，使用橡皮、塑料月经带，经期不注意清洁卫生，过多使用强碱性肥皂，蛲虫病，湿疹等因素。直接或间接刺激外阴皮肤所致。本病属于中医"阴痒"范畴，治疗以外治为主。

【对症拔罐】

选穴　中极、足三里、阴廉、三阴交、太冲。

方法　取上穴，以单纯火罐法吸拔穴位，留罐10～15分钟，每隔1～2日进行1次。

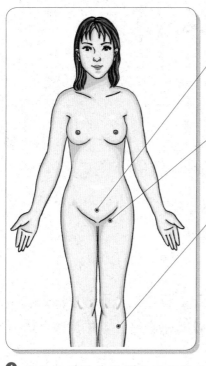

❶ 中极穴　在下腹部，前正中线上，当脐中下 4 寸。

❷ 阴廉穴　在大腿内侧，当气冲直下 2寸，大腿根部，耻骨结节的下方，长收肌的外缘。

❸ 足三里穴　在小腿前外侧，当犊鼻下 3 寸，距胫骨前缘 1 横指（中指）。

❹ 三阴交穴　在小腿内侧，当足内踝尖上 3寸，胫骨内侧缘后方。

❺ 太冲穴　在足背侧，当第 1 跖骨间隙的后方凹陷处。

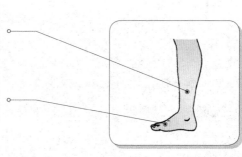

小偏方

荆芥地肤子：荆芥（后下）25 克，防风 15 克，蒲公英 30 克，黄檗 30 克，枯矾（冲服）15 克，百部 20 克，地肤子 30 克。煎水做外阴熏洗，待药液温和时坐盆约 30 分钟，每日 2 次。祛风，清湿热，止痒。用于治疗外阴瘙痒、带下量多。

更年期综合征

诸 断 → 对症拔罐

更年期是妇女生殖功能由旺盛时期过渡到完全停止的一个过渡时期。在此过渡时期中，女性所出现的一系列因激素减少及机体衰老所引起的以自主神经系统功能紊乱为主的身体不适，如烘热、出汗、心慌及失眠，统称为更年期综合征。

【诊断】

更年期综合征主要因卵巢功能衰退、卵泡发育不全、丧失排卵功能、雌激素分泌减少而导致月经紊乱直至绝经。更年期综合征主要有以下症状。

（1）生理症状：早期症状有闭经、月经不规则、萎缩性阴道炎、潮热伴出汗、血压增高；晚期症状有外阴阴道萎缩、干燥、性交痛、外阴瘙痒、尿急、尿失禁、子宫盆底松弛、子宫及阴道脱垂及皮肤、毛发黏膜干燥且失去弹性；心血管出现心绞痛、冠心病；易发生骨折、腰痛、乳房松弛、下垂。

（2）精神、神经症状：易疲劳、头痛、头晕、易激动、忧虑、抑郁、失眠、思想不集中或淡漠、紧张或不安，情绪激动。

（3）出现新陈代谢性障碍：肥胖，体重增加，脂肪堆积部位多在腹部、臀、乳房、颈下及上肢等处；部分患者有关节痛，骨质疏松，以累及脊椎为主，故常有腰背痛。

【对症拔罐】

选穴　新设穴、胸至骶段脊柱两旁全程膀胱经内侧循行线。

方法　取上穴和部位施以单纯疏排罐法，或经皮肤针轻叩潮红后，再施行疏排罐法，将罐吸拔于穴位上，留罐15～20分钟。对头面烘热、心烦、失眠严重、多汗者，加涌泉、劳宫穴，施行单纯罐法；头痛、头晕甚者，加太阳穴，施行单纯罐法。

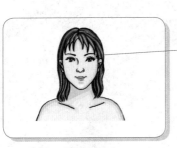

❶ 太阳穴　在颞部，当眉梢与目外眦之间，向后约1横指的凹陷处。

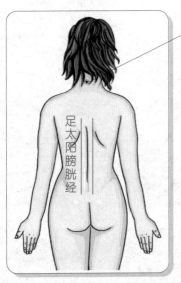

❷ 新设穴　在项部，当斜方肌外缘，后发际下1.5寸处。

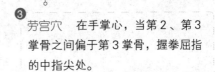

❸ 劳宫穴　在手掌心，当第2、第3掌骨之间偏于第3掌骨，握拳屈指的中指尖处。

❹ 涌泉穴　在足底部，卷足时足前部凹陷处，约当第2、第3趾趾缝纹头端与足跟连线的前1/3与后2/3交点上。

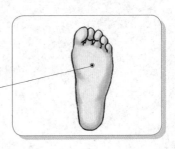

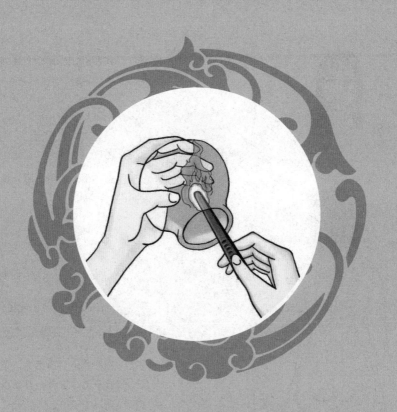

第七章

调治男科病怎么拔

　　健康是构成男性魅力最重要的条件，然而，有些疾病似乎特别嫉妒男人，如遗精、早泄、阳痿、前列腺炎、前列腺增生等，男人一旦沾上这些疾病，其魅力就会大减，甚至羞于启齿，尤其在爱人面前很没面子。利用拔罐打通男人的经络，把男科疾病消灭于无形中，将是男人健康＋魅力的最佳选择。

遗 精

诊　断 → 对症拔罐 → 小偏方

遗精是指不因性交而精液自行外泄的一种男性性功能障碍性疾病，如果有梦而遗精者称为"梦遗"；无梦而遗精者，甚至清醒的时候精液自行流出称为"滑精"。但是如果发育成熟的男子，每月偶有1～2次遗精，且次日无任何不适者，属生理现象，不是病态。若遗精次数过频，每周2次以上或一夜数次，且有头昏眼花、腰腿酸软、两耳鸣响等症状者，应及时治疗。

【诊断】

（1）阴虚火旺型：多为有梦遗精，阳事易举，或易早泄。伴两颧潮红，头昏心慌，心烦少寐，神疲乏力。舌质偏红，苔少，脉细数。宜食滋阴降火之清淡饮食。

（2）肾精不固型：多见滑精不禁，精液清冷，精神萎靡，腰腿酸冷，面色苍白，头晕耳鸣；或见囊缩湿冷，舌淡，苔白滑，脉沉溺无力。宜食温肾固涩饮食。

（3）湿热下注型：遗精频作，茎中涩痛，小便热赤，口苦或渴，舌苔黄腻，脉滑数。宜食清热利湿饮食。

【对症拔罐】

选穴　肾俞、八髎、关元、大赫、内关、神门、足三里、三阴交、太溪。

方法　取上穴，以单纯火罐法吸拔穴位，留罐10分钟，每日1次。

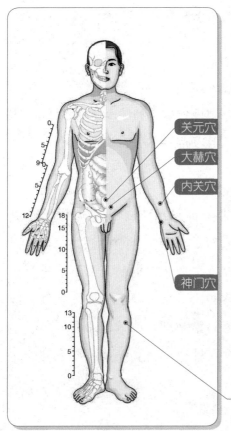
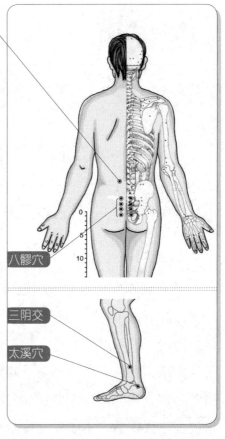

① 肾俞穴　在腰部，当第 2 腰椎棘突下，旁开1.5寸。

关元穴

大赫穴

内关穴

八髎穴

神门穴

三阴交

太溪穴

② 足三里穴　在小腿前外侧，当犊鼻下3寸，距胫骨前缘1横指（中指）。

小偏方

白果莲子粥：白果10枚，莲子50克。莲子加水煮熟，加入炒熟白果(去壳)共煮粥，加白糖调味食用。补肾固精。白果补肾收涩，莲子补肾固精，且能清心安神。两者性味甘平，常作为晚餐，有益肾固精的功效。

早 泄

诊 断 → 对症拔罐 → 小偏方

早泄是指在性交时阴茎尚未插入阴道或刚接触阴道即行射精，不能进行正常性交活动的性功能障碍性疾病。性交中射精时间的迟早，个体差异较大，一般阴茎插入阴道后2～6分钟即可射精。

【诊断】

早泄轻者当阴茎插入阴道内半分钟到2分钟，双方均没有达到性满足时即射出精液；重者则表现为男女身体刚刚接触，阴茎还没插入阴道，或刚进入或进入阴道仅抽送数次即射精，而不能进行正常性生活，并伴有头晕耳鸣、腰膝酸软、精神萎靡、失眠多梦，或口苦胁痛、烦闷纳呆等症状。若因新婚激动、疲劳、酒后偶尔发生早泄，不属病态。不能以女方是否在性交中达到性欲高潮来判断是否早泄。

【对症拔罐】

选穴　命门、肾俞、关元、中极、足三里、三阴交、太溪。

方法　取上穴，以单纯火罐法吸拔穴位，留罐10～15分钟。每日或隔日1次。

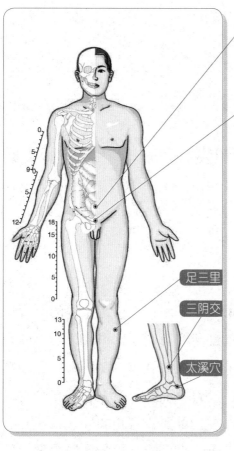

❶ 关元穴　在下腹部，前正中线上，当脐中下3寸。

❷ 中极穴　在下腹部，前正中线上，当脐中下4寸。

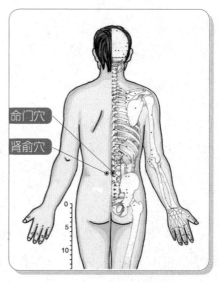

足三里　命门穴

三阴交　肾俞穴

太溪穴

小偏方

芪杞乳鸽：北芪30克，杞子30克，乳鸽1只。先将乳鸽去毛及内脏，与北芪、杞子同放炖盅内，加水适量，隔水炖熟。饮汤吃肉，一般3天炖1次，3~5天为1疗程。可补心益脾，固摄精气。适用于早泄、阳痿、体倦乏力等症。

阳痿

诊 断 ➡ 对症拔罐 ➡ 小偏方

阳痿是指在有性欲要求时，阴茎不能勃起或勃起不坚，或者虽然有勃起且有一定程度的硬度，但不能保持性交的足够时间，因而妨碍性交或不能完成性交的一种病症。

【诊断】

阳痿患者常伴有精神不振、头晕目眩、面色苍白、腰酸腿软、畏寒肢凉、阴囊多汗、小便黄赤等症状。引起阳痿的原因很多，一是精神方面的原因，如夫妻间感情冷漠，或因某些原因产生紧张心情，可导致阳痿。如果性交次数过多，使勃起中枢经常处于紧张状态，久而久之，也可出现阳痿。二是生理方面的原因，如阴茎勃起中枢发生异常。一些重要器官，如肝、肾、心、肺患严重疾病时，尤其是长期患病，也可能会影响到性生理的精神控制。

【对症拔罐】

选穴 心俞、肝俞、脾俞、肾俞、次髎、关元、大赫、曲泉、三阴交、复溜。

方法 取上穴，以单纯火罐法吸拔穴位，留罐10～15分钟。每日1次，10次为1疗程。

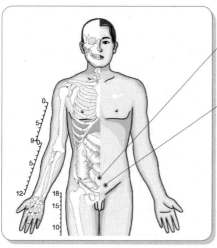

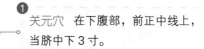

❶ 关元穴　在下腹部，前正中线上，当脐中下3寸。

❷ 大赫穴　在下腹部，当脐中下4寸，前正中线旁开0.5寸。

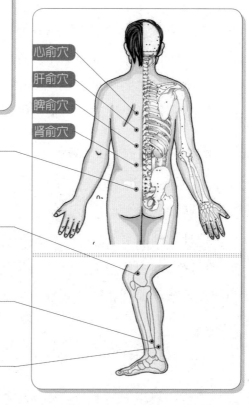

心俞穴
肝俞穴
脾俞穴
肾俞穴

❸ 次髎穴　在骶区，正对第2骶后孔中。

❹ 曲泉穴　在膝内侧，屈膝，当膝关节内侧端，股骨内侧髁的后缘，半腱肌、半膜肌止端的前缘凹陷处。

❺ 三阴交穴　在小腿内侧，当足内踝尖上3寸，胫骨内侧缘后方。

❻ 复溜穴　在小腿内侧，太溪直上2寸，跟腱的前方。

小偏方　　韭菜炒羊肝：韭菜100克，羊肝120克。将韭菜去杂质洗净，切1.6厘米长；羊肝切片，与韭菜一起用铁锅旺火炒熟。当菜食用，每日1次。温肾固精。适用于男子阳痿、遗精等症。

前列腺炎

诊 断 → 对症拔罐 → 小偏方

　　前列腺炎是青壮年男性容易罹患的一种泌尿系统疾病。患者尿道口常有白色黏液溢出，下腹部、会阴部或阴囊部疼痛，中医学认为，本病与肾阴不足、相火旺盛，肾亏于下、封藏失职，肾阴亏耗、阴损及阳，饮酒过度、损伤脾胃有关。

【诊断】

　　前列腺炎可分为急性前列腺炎和慢性前列腺炎。急性前列腺炎可有脓尿，终末血尿及尿频、尿急、尿热、尿痛或恶痛发热等症状。慢性前列腺可继发于急性前列腺炎或慢性尿道炎。过度饮酒、房事过度、前列腺肥人、会阴部损伤等往往成为诱发因素。慢性前列腺炎症状不典型，脓尿较少，但可伴有阳痿、早泄、遗精及血精症状。

【对症拔罐】

　　选穴　肾俞、膀胱俞、关元、中极、阴陵泉、三阴交、太溪、太冲。

　　方法　取上穴，以单纯火罐法吸拔穴位，留罐10～15分钟，每日或隔日1次。

❶ 肾俞穴　在腰部，当第2腰椎棘突下，旁开1.5寸。

❷ 膀胱俞　在骶部，当骶正中脊旁1.5寸，平第2骶后孔。

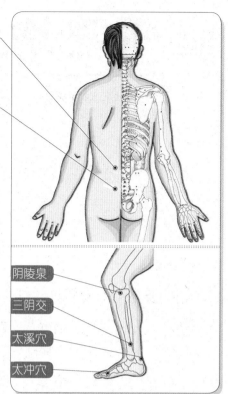

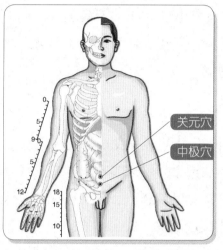

关元穴

中极穴

阴陵泉

三阴交

太溪穴

太冲穴

小偏方

车前子饮：车前子10克，冰糖适量。将车前子用纱布包扎好，加适量水，武火煎沸后，改用文火煎煮30分钟，捞出纱布袋，加入冰糖，待糖化后，煮沸片刻后，即可服食。此方健脾除湿，利水消肿。用于治疗前列腺炎。

前列腺增生

诊 断 → 对症拔罐 → 健康贴士

前列腺增生又称前列腺肥大，是老年人常见的疾病之一。40岁以上男子病理上均有不同程度的前列腺增生，50岁以后才逐渐出现症状，发病率随年龄增长而逐渐增加。

【诊断】

前列腺增生的发病机制目前尚不明了，一般认为慢性炎症、性生活过度、盆腔充血是重要的致病因素。临床表现早期有尿频、尿急、排尿困难，起初排尿踌躇，开始时间延迟，以后出现排尿迟缓，射程不远，尿线变细无力，或尿流中断，尿末淋漓，尿意不尽感。晚期可有尿失禁、血尿。前列腺增生中有40%～60%的病例可出现急性尿潴留。

【对症拔罐】

选穴 肾俞、膀胱俞、气海、中极、足三里、血海、阴陵泉、三阴交、太溪。

方法 取上穴，以单纯火罐法吸拔穴位，留罐10～15分钟，每日或隔日1次。

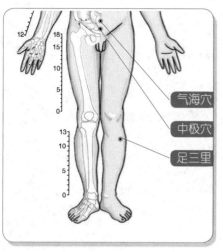

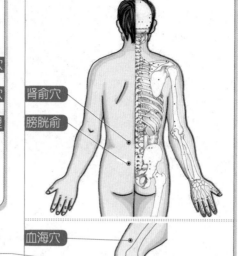

气海穴

中极穴

足三里

肾俞穴

膀胱俞

血海穴

❶ 阴陵泉穴　在小腿内侧，当胫骨内侧踝后下方凹陷处。

❷ 三阴交穴　在小腿内侧，当足内踝尖上3寸，胫骨内侧缘后方。

❸ 太溪穴　在小腿内侧，当足内踝尖上3寸，胫骨内侧缘后方。

健康贴士

前列腺增生患者应加强锻炼，坚持中速步行，每日3次，每次30分钟；注意调节情志，切忌纵欲；注意调节饮食，不要过食肥甘刺激之物，以免湿热内生；不过度饮酒，更应禁忌酒后性生活；注意保持会阴部清洁，勤换内裤，以免皮肤和尿路感染；不要憋尿，憋尿会使膀胱过度充盈，尿肌张力减弱。

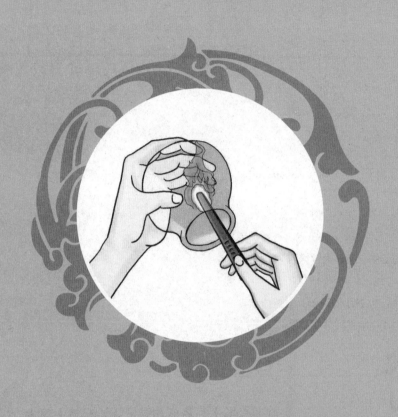

第八章

调治儿科病怎么拔

孩子是祖国的希望、家庭的太阳。孩子一旦生病，会搞得全家手忙脚乱，尤其是还没到说话年龄的孩子，生病了更让家长着急。利用拔罐为孩子治病，既没有毒副作用，还操作方便、经济适用。依据孩子的病况，找到相关的穴位，为孩子做一下拔罐，相信您手把手传递的不仅是健康，还有一份浓浓的关爱。

小儿高热

诊　断 → 对症拔罐 → 小偏方

小儿高热是指小儿体温超过38.5℃。发热是多种疾病的常见症状。小儿正常体温常以肛温36.5℃~37.5℃，腋温36℃~37℃衡量。通常情况下，腋温比口温（舌下）低0.2℃~0.5℃，肛温比腋温约高0.5℃。若腋温超过37.4℃，且一日间体温波动超过1℃以上，可认为发热。

【诊断】

引起小儿高热的原因很多，而且比较复杂，但以感受外邪所致者为多。由于照料不周、冷热调节不当，小儿着凉感受风寒。四季均可发病。主要表现为怕冷、发热、周身不适、食欲不振、咳嗽、鼻塞流涕、打喷嚏、呼吸困难。严重者体温达40℃以上，患儿烦躁不安或嗜睡、鼻咽部红肿，或扁桃体和颈淋巴结肿大，可伴呕吐或腹泻等胃肠道症状，甚至引起抽搐。

【对症拔罐】

选穴　大椎、大杼、风门、肺俞、胃俞、曲池、外关、尺泽。

方法

（1）火罐法：用投火或闪火法将罐吸附于大椎、肺俞、外关、曲池或用抽气罐法。

（2）针罐法：先行针刺大椎、风门、肺俞、尺泽、待得气后留针，再用火罐或抽气罐法。

（3）刺络拔罐法：先对大椎、肺俞、曲池消毒后用三棱针在各穴点刺2～3下，再用闪火法拔罐。

（4）走罐法：沿背部足太阳膀胱的大杼至胃俞来回走罐，以皮肤潮红为度。

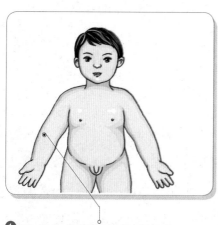

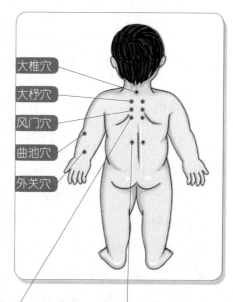

❶ 尺泽穴　在肘横纹中，肱二头肌腱桡侧凹陷处。

❷ 肺俞穴　在背部，当第3胸椎棘突下，旁开1.5寸。

❸ 胃俞穴　在背部，当第12胸椎棘突下，旁开1.5寸。

小偏方

麻黄汤：甘草、麻黄各3克，杏仁（后下）6克，生石膏（先煎）9克。加水煎服。分多次服，每日1剂，连服2～3日。用于治疗小儿高热无汗或微汗而喘之肺炎。

百日咳

百日咳在中医学上又称"顿咳"，是一种常见的儿科传染病，因此合并症凶险，故颇受重视。中医认为，本病的发生主要是因素体不足，内隐伏痰，风邪从口鼻而入侵袭于肺。

【诊断】

百日咳潜伏期一般为7～10日。发病初症状似感冒，咳嗽、打喷嚏、流鼻涕、轻微发烧，3～4日后上述症状逐渐减轻，唯有咳嗽逐渐加重，尤以夜间剧烈，进入痉咳期。痉咳期可长达2个月以上。其咳嗽的特点是阵发性痉挛性咳嗽，不咳则已，一咳便是连续短促地咳嗽10余声，以至数十声，常咳至涕泪交流、面红耳赤、静脉怒张，身体缩成一团为止。阵咳完毕时，接着有一深长的吸气，发出一种特殊的高调鸡鸣样吸气声，如公鸡叫。阵咳每日数次至十数次，一次较一次剧烈。进食、劳累、受寒、激动、煤烟吸入等均可诱发痉咳。痉咳好转后进入恢复期，病症逐渐痊愈。

【对症拔罐】

选穴　大椎、大杼、风门、肺俞、脾俞、胃俞、气海、关元、足三里、丰隆。

方法

（1）火罐法：用闪火法将罐吸附于大椎、肺俞、脾俞、关元、足三里；或用抽气罐法。

（2）针罐法：先行针刺风门、脾俞、肺俞、气海、足三里、丰隆，待得气后留针，再用火罐或抽气罐法将罐吸附于穴位。

（3）刺络拔罐法：先对大椎、脾俞、肺俞、足三里进行消毒，之后用三棱针在各穴点刺2～3下，再用闪火法将罐吸拔于点刺部位。

（4）走罐法：沿背部足太阳膀胱经的大杼至胃俞自上而下走罐，以皮肤潮红为度。

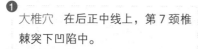

❶ 大椎穴　在后正中线上，第7颈椎棘突下凹陷中。

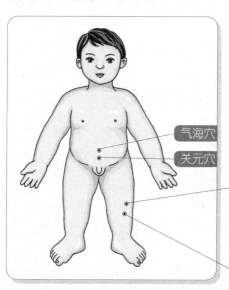

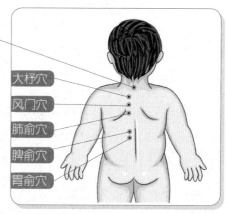

❷ 足三里穴　在小腿前外侧，当犊鼻下3寸，距胫骨前缘1横指（中指）。

❸ 丰隆穴　在小腿前外侧，当外踝尖上8寸，条口外，距胫骨前缘2横指（中指）。

小偏方

罗汉果柿饼汤：罗汉果半个，柿饼3个，冰糖30克。罗汉果、柿饼加清水2碗半共煮至1碗半，再下冰糖，去渣。1天分3次饮完。本方可清肺热，去痰火，止咳嗽。用于治疗小儿百日咳及痰火咳嗽等症。

小儿惊风

诊　断 → 对症拔罐 → 小偏方

小儿惊风又称小儿惊厥，是由多种疾病引起的脑功能暂时紊乱、神经元异常放电的一种疾患。

【诊断】

临床上有急惊风和慢惊风之分。本病由多种原因引起，常见于小儿高热、流行性脑脊髓膜炎、流行性脑炎、脑发育不全等病。多发生于1～5岁小儿，四季均可发病。症状以突然意识丧失、眼球上翻、凝视或斜视、牙关紧闭、四肢强直痉挛、角弓反张、大小便失禁为主症。急惊风来势急暴，发作前可有呕吐、发热、烦躁、易惊等先兆；慢惊风除了主症外，患儿还有手足抽搐无力、形神疲惫、嗜睡、面色苍白、四肢冷、呼吸弱等表现。

【对症拔罐】

选穴　印堂、太阳、水沟、十宣、合谷、涌泉。

方法　先对印堂、水沟、太阳、合谷、涌泉、十宣进行消毒，之后迅速用三棱针在各穴点刺2～3下，并挤出少量血，再用闪火法将罐吸拔于太阳、印堂、合谷穴，留罐5～10分钟，每日1～2次。

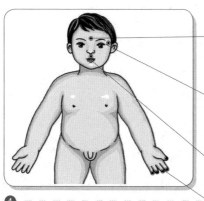

❶ 印堂穴　位于人体前额部，当两眉头间连线与前正中线之交点处。

❷ 太阳穴　在颞部，当眉梢与目外眦之间，向后约1横指的凹陷处。

❸ 水沟穴　在面部，当人中沟的上1/3与中1/3交点处。

❹ 十宣穴　位于手十指尖端，距爪甲游离缘约0.1寸，左、右两手共十个穴位。

❺ 合谷穴　在手背，第1、第2掌骨间，当第2掌骨桡侧的中点处。

❻ 涌泉穴　在足底部，卷足时足前部凹陷处，约当第2、第3趾趾缝纹头端与足跟连线的前1/3与后2/3交点上。

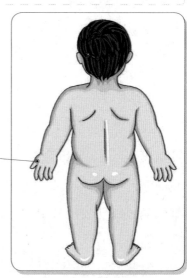

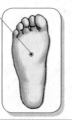

小偏方

蚱蜢蝉蜕散：蚱蜢、蝉蜕各30克。洗净焙干，共研末。每日服3次，每次3～5克用白开水送服。用于治疗破伤风、小儿惊风。

小儿疳积

诊　断 ➡ 对症拔罐 ➡ 健康贴士

　　小儿疳积即小儿营养不良症，是一种慢性营养缺乏病，又称蛋白质、热量不足性营养不良症。主要是由于喂养不当或某些疾病（如婴幼儿腹泻、先天幽门狭窄、腭裂、急慢性传染病、寄生虫病等）所引起。多发于3岁以下婴幼儿。

【诊断】

　　小儿疳积初期有不思饮食、恶心、呕吐、腹胀或腹泻，继而可见烦躁哭闹、睡眠不实、喜欢俯卧、手足心热、口渴喜饮、午后颜面两颧发红、大便时干时溏、小便如淘米水样，日久则面色苍黄、机体消瘦、头发稀少结如穗状、头大颈细、腹大肚脐突出、精神萎靡不振等。

【对症拔罐】

　　选穴　上脘、四缝、鱼际穴以及背部膀胱经循行路线。

　　方法　先取上脘穴施以单纯罐法，将罐吸拔于穴位上，留罐5～10分钟，然后用三棱针点刺四缝、鱼际穴至微出血，再用梅花针重刺背部脊柱两侧膀胱经所循行路线；亦可在背部脊柱两侧施以走罐，以皮肤潮红为度。以上方法，隔日1次。

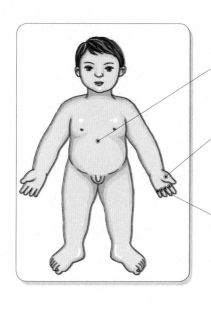

❶ 上脘穴　在上腹部，前正中线上，当脐中上 5 寸。

❷ 鱼际穴　在手拇指本节（第 1 掌指关节）后凹陷处，约当第 1 掌骨中点桡侧，赤白肉际处。

❸ 四缝穴　位于两手 2～5 指的掌面，指间关节横纹之中点处，每侧四穴。

足太阳膀胱经

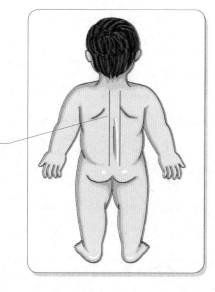

健康贴士　　平时要注意小儿的饮食调理，食有节制，不可养成偏食和挑食的习惯。注意饮食卫生，预防各种肠道传染病和寄生虫病，多去户外活动。

婴幼儿腹泻

诊　断 → 对症拔罐 → 小偏方

　　婴幼儿腹泻是一种胃肠功能紊乱综合征。根据病因不同可分为感染性和非感染性两大类。2岁以下婴儿，消化功能尚不成熟，抵抗疾病的能力差，尤其容易发生腹泻。夏、秋季节是病菌多发期，多种细菌、病毒、真菌或原虫可随食物或通过污染的手、玩具、用品等进入消化道，很容易引起肠道感染性腹泻。

【诊断】

　　此病通常表现为每日排便5～10次不等，大便稀薄，呈黄色或黄绿色稀水样，似蛋花汤，或夹杂未消化食物，或含少量黏液，有酸臭味，偶有呕吐或溢乳、食欲减退。患儿体温正常偶或有低热。重者血压下降，心音低钝，可发生休克或昏迷。非感染性及病因不明引起的腹泻，称为消化不良。本症是婴幼儿时期发病较高的疾病之一，也是婴幼儿死亡的原因之一。

【对症拔罐】

　　选穴　①水分、天枢、气海、关元、大肠俞、气海俞、关元俞。②神阙。

　　方法　取①组穴，施以单纯罐法或温水罐法（加姜汁、蒜汁），将罐吸拔在穴位上，留罐2～5分钟；或每穴闪罐10次左右，每日1次，上穴交替使用。或取神阙穴，采用温水罐法或涂姜汁罐法，留罐2～5分钟，每日1次。

怎么拔不生病　生了病怎么拔

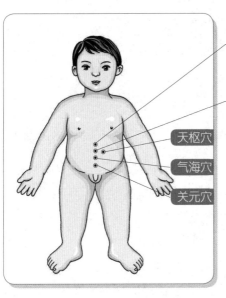

❶ 水分穴　在上腹部，前正中线上，当脐中上1寸。

❷ 神阙穴　在腹中部，脐中央。

天枢穴

气海穴

关元穴

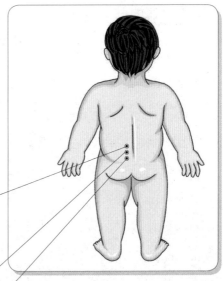

❸ 气海俞穴　在腰部，当第3腰椎棘突下，旁开1.5寸。

❹ 大肠俞穴　在腰部，当第4腰椎棘突下，旁开1.5寸。

❺ 关元俞穴　在腰部，当第5腰椎棘突下，旁开1.5寸。

小偏方　苹果泥：苹果1个。切成薄片，放于大瓷碗中，盖好，隔水蒸熟，捣成泥，喂幼儿服食。用于治疗幼儿单纯性良性腹泻、口渴。

小儿厌食症

诊　断 → 对症拔罐 → 小偏方

　　小儿厌食症是指小儿较长时期见食不贪、食欲不振、厌恶进食的病症。本病是目前儿科临床常见病之一，多见于1~6岁小儿，其发生无明显的季节差异，一般预后良好。少数长期不愈者可影响儿童的生长发育，也可成为其他疾病的发生基础。

【诊断】

　　小儿厌食，原因各不相同。可能因为饭菜的口味问题，也可能是自身的情绪原因，还可能是季节气候问题。在儿科专家看来，小儿厌食症只是一种症状，并非独立的疾病。大多数小儿厌食症都是由于不良的饮食习惯、不佳的进食环境及家长和孩子的心理因素造成的。小儿厌食症以厌恶进食为主要临床症状。其他症状也以消化功能紊乱为主，如嗳气恶心，迫食、多食后脘腹作胀，甚至呕吐、大便不调、面色欠华、形体偏瘦等。

【对症拔罐】

　　选穴　肝俞、脾俞、胃俞、三焦俞、大肠俞、中脘、神阙、天枢、四缝、足三里。

　　方法

　　（1）火罐法：用闪火法将罐吸附于神阙、天枢、中脘、足三里；或用抽气罐法。

　　（2）针罐法：先行针刺脾俞、胃俞、肝俞、足三里，留针后，再用火罐或抽气罐法。

（3）刺络拔罐法：先对脾俞、胃俞、大肠俞、三焦俞、足三里进行消毒，之后用三棱针在各穴点刺2～3下，再用闪火法将罐吸拔于点刺部位，以溢出少量血为度；同时可点刺四缝穴，挤出少量黄白黏液。

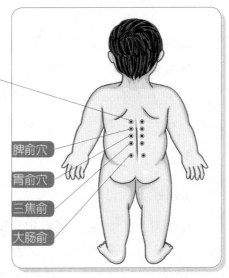

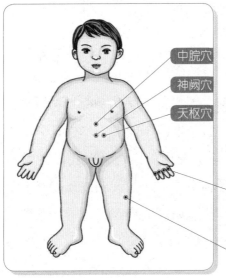

❶ 肝俞穴 在背部，当第9胸椎棘突下，旁开1.5寸。

中脘穴
神阙穴
天枢穴

脾俞穴
胃俞穴
三焦俞
大肠俞

❷ 四缝穴 位于两手2～5指的掌面，指间关节横纹之中点处，每侧四穴。

❸ 足三里穴 在小腿前外侧，当犊鼻下3寸，距胫骨前缘1横指（中指）。

小偏方

番茄汁：番茄数个。洗净，用开水泡过去皮，去籽，用干净纱布挤汁，每次服用50～100毫升，每日2～3次，汁中不要放糖。健脾开胃。用于治疗小儿厌食。

小儿遗尿症

诊　断 → 对症拔罐 → 小偏方

遗尿俗称尿床，是指3岁以上的小儿睡中小便自遗，醒后方觉的一种疾病。3岁以内的婴幼儿，由于经脉未盛、气血未充、脏腑未坚、智力未全，尚未养成正常的排尿习惯。白天过度玩耍，酣睡不醒，偶尔尿床者，不属病态。本病虽无严重后果，但长期遗尿势必影响儿童身心健康，故应及早治疗。

【诊断】

中医认为，该病大多数由于肺、脾、肾和膀胱功能失调所致。肾为先天之本，因先天肾气不足，膀胱虚冷不能制约水道；久病可引起肺脾气虚，不能通调水道，膀胱失约而出现睡眠中不随意排尿。现代医学认为，遗尿症是由各种原因引起的大脑皮质功能紊乱而造成膀胱排尿功能失调。根据小儿遗尿症的病因，可分为肾气不足型、脾肾气虚型和脾肺气虚型。

【对症拔罐】

选穴　①肾俞、膀胱俞、气海。②命门、关元俞、腰阳关、关元。

方法　每次取1组穴，采用单纯罐法或出针罐法。若属虚寒，症见面色无华、精神不振、少气倦怠、尿频、尿色清而量多、肢体欠温喜暖、腰膝酸软等，宜选用艾灸罐或姜艾灸罐法，将罐吸拔于穴位上，留罐15分钟，1～2日1次。待有明显疗效后，改为3～4日1次。亦可只取神阙穴，采用单纯罐法，留罐3～5分钟，1～2日1次。

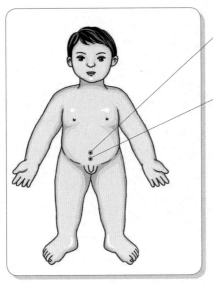

❶ 气海穴 在下腹部，前正中线上，当脐中下1.5寸。

❷ 关元穴 在下腹部，前正中线上，当脐中下3寸。

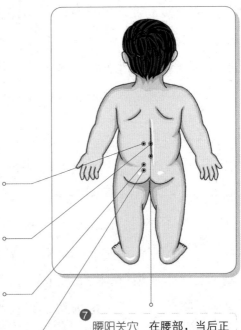

❸ 肾俞穴 在腰部，当第2腰椎棘突下，旁开1.5寸。

❹ 命门穴 在腰部，当后正中线上，第2腰椎棘突下凹陷中。

❺ 关元俞穴 在腰部，当第5腰椎棘突下，旁开1.5寸。

❻ 膀胱俞穴 在骶部，当骶正中脊旁1.5寸，平第2骶后孔。

❼ 腰阳关穴 在腰部，当后正中线上，第4腰椎棘突下凹陷中。

小偏方 鸡肠饼：公鸡肠1具，面粉250克，油、盐各少许。将鸡肠剪开，洗净，焙干，用面杖擀碎，与面粉混拌，加水适量和成面团，可稍加油、盐调味，如常法烙成饼。1次或分次食用。用于治疗小儿遗尿。

儿童多动症

诊　断 → 对症拔罐 → 小偏方

　　儿童多动症即注意缺陷障碍伴多动，又称脑功能轻微失调或轻微脑功能障碍综合征，是一种较常见的儿童行为障碍综合征。本病男孩多于女孩，尤其早产儿多见。中医学认为，心脾两虚、肝阳上亢、湿热内蕴是其主要病因病理。

【诊断】

　　小儿多动症多从婴幼儿时期就易兴奋、睡眠差、喂食困难，不易养成定时大、小便的习惯。随着年龄的增长，除了活动增多外，还有动作不协调，做精细动作如穿针、系纽扣、使用剪刀有困难，注意力不集中或集中时间很短，行为无目的，情绪易冲动而缺乏控制力；上课不遵守纪律，如话多，小动作多，听觉辨别能力差和语言表达能力差，学习能力低；在集体生活中不合群，容易激动，好与人争吵；在家长面前倔强，不听话，冒失，无礼貌；有些患儿采取回避困难的态度，变得被动、退缩。

【对症拔罐】

　　选穴　太阳、气海、关元、曲池、手三里、足三里、阳陵泉、心俞、膈俞、肝俞、肾俞、脊柱。

　　方法

　　（1）留罐法：患儿仰卧位，选择大小适中的火罐，用闪火法将罐吸拔于太阳、气海、关元、曲池、手三里、足三里穴，留罐10～15分钟。患儿俯卧位，再用闪火法将罐吸拔于阳陵泉、心俞、膈俞、肝俞、肾俞、留罐10～15分钟。每日1次，10次为1疗程。

（2）针罐法：患儿仰卧位，先针刺气海、关元、曲池、手三里、足三里、阳陵泉穴，然后选择大小适中的火罐，在上述穴位拔罐，留罐10～15分钟。患儿俯卧位，先针刺心俞、膈俞、肝俞、肾俞，再拔火罐，留罐10～15分钟。每日1次，10次为1疗程。

（3）走罐法：患儿仰卧位，在患侧腹部涂上适量的按摩乳或油膏，选择大小适宜的火罐，用闪火法将罐吸拔于腹部，然后沿肚脐周围，做逆时针方向环行走罐数次，直至局部皮肤潮红。

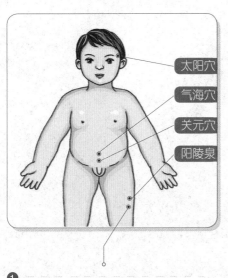

太阳穴
气海穴
关元穴
阳陵泉

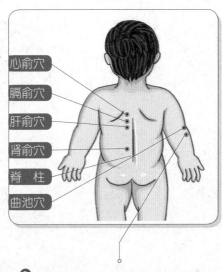

心俞穴
膈俞穴
肝俞穴
肾俞穴
脊柱
曲池穴

❶ 足三里穴　在小腿前外侧，当犊鼻下3寸，距胫骨前缘1横指（中指）。

❷ 手三里穴　在前臂背面桡侧，当阳溪与曲池连线上，肘横纹下2寸处。

小偏方

酸枣仁汤：酸枣仁30克，郁金、柴胡各10克，甘草5克。将各味药加水煎，分2次服，每日1剂。用于治疗小儿多动症。

221

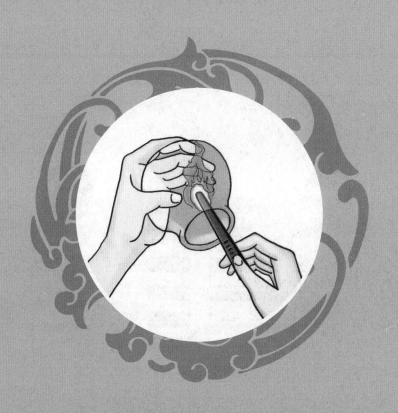

第九章

调治五官科病怎么拔

一张五官端正的脸往往给人以美的享受，五官端正不仅要有光彩的"面子"，还要有健康的"里子"。假如让红眼病、鼻炎、慢性咽炎、耳鸣、耳聋、牙痛等五官科疾病侵袭，那么，那张绚烂光彩的"脸"将会黯然失色。拔罐治疗五官科疾病，不仅让你"面子"上有光，同时还能让你收获一个健康的"里子"，真可谓一举两得。

耳鸣

诊　断 → 对症拔罐 → 小偏方

耳鸣是指患者在耳部或头部的一种声音感觉，但外界并无相应的声源存在，是多种耳科疾病的症状之一，亦可出现于内、外、神经、精神等科的疾病中。

【诊断】

主观性耳鸣可呈铃声、嗡嗡声、哨声、汽笛声、海涛声、咝咝声、吼声等，也可呈各种音调的纯音或杂声。客观性耳鸣，耳鸣声不但患者自己可感觉到，旁人也能听到。如由血管病变引起耳鸣者常与脉搏同步；腭肌阵挛所致的耳鸣多为一耳或双耳有不规则的咔哒声。耳鸣患者伴随症状有头昏、失眠、全身乏力、烦躁易怒等。

【对症拔罐】

选穴　听宫、听会、翳风、肾俞、命门、中渚、足三里、太冲。

方法　取上穴，以单纯火罐法吸拔穴位，留罐10分钟，隔日1次。

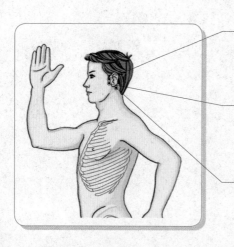

❶ 听宫穴　在面部，耳屏前，下颌骨髁状突的后方，张口时呈凹陷处。

❷ 听会穴　在面部，当耳屏间切迹的前方，下颌骨髁突的后缘，张口有凹陷处。

❸ 翳风穴　在耳垂后方，当乳突与下颌角之间的凹陷处。

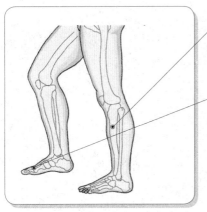

④ 足三里穴 在小腿前外侧，当犊鼻下3寸，距胫骨前缘1横指（中指）。

⑤ 太冲穴 在足背侧，当第1跖骨间隙的后方凹陷处。

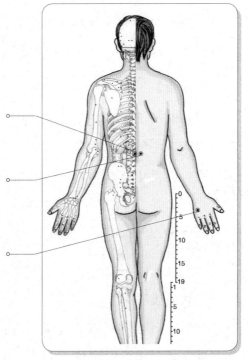

⑥ 命门穴 在腰部，当后正中线上，第2腰椎棘突下凹陷中。

⑦ 肾俞穴 在腰部，当第2腰椎棘突下，旁开1.5寸。

⑧ 中渚穴 在手背部，当环指本节（掌指关节）的后方，第4、第5掌骨间凹陷处。

小偏方

菊花枯草水：菊花30克，夏枯草30克，牛膝30克，桑叶10克，红花10克，天麻10克，沙参15克，苦瓜藤15克，知母15克，甘草15克。将以上中草药全部组合到一起，放入铁锅内，加5000毫升温水浸泡20分钟，用文火煎煮，待锅内药汁剩到3500毫升左右时，取出去渣取汁，倒入木质洗足盆中，先熏蒸，待温度降至45℃或者适宜时浸泡洗双脚20分钟。此方对耳鸣有较好的疗效。

耳聋

诊　断　→　对症拔罐　→　小偏方

耳聋是各种听力减退症状的总称，为耳科临床常见病。临床上常将耳聋分为轻度、中度、重度和全聋四级。

【诊断】

轻度耳聋者，远距离听话或听一般距离低声讲话感到困难，纯音语言频率的气导听阈在10～30分贝；中度耳聋者，近距离听话感到困难，纯音语言频率的气导听阈在30～60分贝；重度耳聋者，只能听到很大的声音，可听见在耳边喊叫的高声，纯音语言频率的气导听阈在60～90分贝；全聋者，完全不能听到声音，纯音听阈90分贝以上。

【对症拔罐】

选穴　耳门、听宫、翳风、听会、脾俞、肾俞、外关、中渚、阳陵泉、足三里、三阴交、太溪、侠溪。

方法　取上穴，以单纯火罐法吸拔穴位，留罐10分钟，隔日1次。

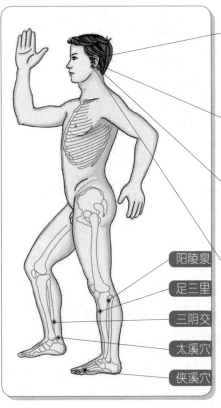

1 耳门穴　在面部，当耳屏上切迹的前方，下颌骨髁状突后缘，张口有凹陷处。

2 听宫穴　在面部，耳屏前，下颌骨髁状突的后方，张口时呈凹陷处。

3 翳风穴　在耳垂后方，当乳突与下颌角之间的凹陷处。

4 听会穴　在面部，当耳屏间切迹的前方，下颌骨髁突的后缘，张口有凹陷处。

阳陵泉
足三里
三阴交
太溪穴
侠溪穴

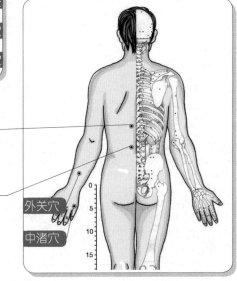

外关穴
中渚穴

5 脾俞穴　在背部，当第11胸椎棘突下，旁开1.5寸。

6 肾俞穴　在腰部，当第2腰椎棘突下，旁开1.5寸。

小偏方　　菊花饮：菊花、木通、石菖蒲各5克。捣烂酒服之。用于治疗耳聋。

227

牙 痛

诊 断 → 对症拔罐 → 小偏方

牙痛是口腔科最常见的病症之一。一般遇到冷、热、酸、甜等刺激时尤为明显。牙痛主要由龋齿、急性根尖周围炎、牙周炎、智齿冠周炎、牙本质过敏等引起。

【诊断】

中医学认为，牙痛有虚、实之分，实痛多由胃火引起，伴有口臭、便秘等症；虚痛多由肾虚所致，伴有齿浮、神疲乏力等。当患者发生牙病时，采用泡脚按摩疗法，一般10～20分钟，多能缓解。

【对症拔罐】

选穴 下关、颊车、风池、大椎、大杼、胃俞、合谷、内庭、行间。

方法

（1）火罐法：用投火或闪火法将罐吸附于大椎、风池、颊车、合谷，或用抽气罐法。

（2）针罐法：先行针刺下关、大椎、胃俞、内庭、行间，待得气后留针，再用火罐或抽气罐法将罐吸附于穴位。

（3）刺络拔罐法：先对合谷、颊车、胃俞、下关进行消毒，之后用三棱针在各穴点刺2～3下，再用闪火法将罐吸拔于点刺部位。

（4）走罐法：沿背部足太阳膀胱经的大杼至胃俞，自上而下走罐，以皮肤潮红为度。

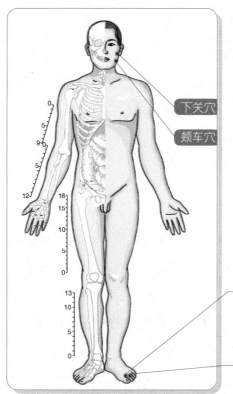

下关穴

颊车穴

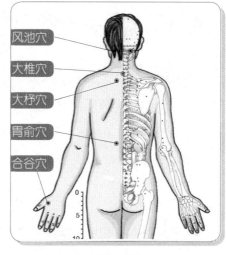

风池穴

大椎穴

大杼穴

胃俞穴

合谷穴

❶ 行间穴　在足背侧，当第1、第2趾间，趾蹼缘的后方赤白肉际处。

❷ 内庭穴　在足背，第2、第3趾间缝纹端。

小偏方

荜拨粥：荜拨3克，胡椒3克，粳米50克。荜拨、胡椒研为极细末，先用粳米煮粥，待米熟后调入以上两味药，再煮至粥稠，趁热服用。温中散寒，止痛。本方适用于胃脘冷痛、寒邪外束的牙痛。

过敏性鼻炎

诊　断 ➡ 对症拔罐 ➡ 小偏方

　　过敏性鼻炎又称变态反应性鼻炎，是身体对某些过敏源敏感性增高而出现的以鼻黏膜病变为主的一种异常反应。本病与变态反应体质、精神因素和内分泌失调等有关，常因外界刺激而引发，以青少年多见。

【诊断】

　　过敏性鼻炎患者常常突然出现阵发性鼻内发痒，连续喷嚏，流大量清涕，鼻塞，并反复发作，常伴嗅觉减退或有其他过敏现象出现、鼻黏膜潮湿水肿，有时有咳嗽、寒热等感冒症状。喷嚏以清晨和睡醒最严重，较大儿童每次在5个以上。鼻塞严重时张口呼吸，由于夜里鼻涕流向鼻咽部引发反复咳嗽就清嗓。鼻塞常随体位变动而改变，如左侧卧则左鼻塞而右鼻通，右侧卧则右鼻堵而左鼻通，是鼻炎的特征性表现。

【对症拔罐】

　　选穴　迎香、风池、风门、肺俞、脾俞、太渊、足三里。

　　方法　发作期时令先行针刺风池、迎香、肺俞、脾俞、太渊、足三里，得气后留针，然后用火罐或抽气罐法将罐吸附于肺俞、脾俞和足三里穴上；在缓解期时，取双侧风门、肺俞、足三里、脾俞，用火罐或抽气罐法将罐吸附于穴位上。

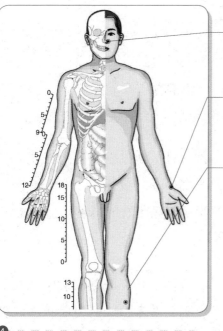

❶ 迎香穴　在鼻翼外缘中点旁，当鼻唇沟中间。

❷ 太渊穴　在腕掌侧横纹桡侧，桡动脉搏动处。

❸ 足三里穴　在小腿前外侧，当犊鼻下3寸，距胫骨前缘1横指（中指）。

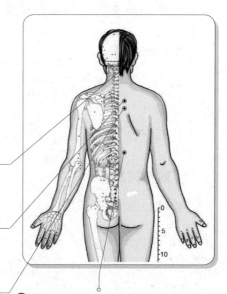

❹ 风池穴　在颈部，当枕骨之下，与风府相平，胸锁乳突肌与斜方肌上端之间的凹陷处。

❺ 风门穴　在背部，当第2胸椎棘突下，旁开1.5寸。

❻ 肺俞穴　在背部，当第3胸椎棘突下，旁开1.5寸。

❼ 脾俞穴　在背部，当第11胸椎棘突下，旁开1.5寸。

小偏方　芝麻油滴鼻：取芝麻油，滴入每侧鼻腔3滴，每日3次。清热润燥，消肿。用于治疗过敏性鼻炎以及其他各种鼻炎。

鼻窦炎

诊　断　→　对症拔罐　→　小偏方

鼻窦炎是鼻部的常见病之一。分急性和慢性两种，慢性较急性多见，常继发于急性鼻窦炎，急性鼻窦炎多单发于一个鼻窦，慢性鼻窦炎常为多发性，甚至可累及一侧或两侧所有的鼻窦。

【诊断】

鼻窦炎患者常表现为鼻中流涕，或清或黄，或伴有腥味，嗅觉减退，鼻痒，喷嚏时作。如为慢性者则长久不愈，时发时止，时轻时重，易感冒，伴头痛。感冒后鼻塞流涕和头痛均加重。

【对症拔罐】

选穴　大椎、风门、身柱、肺俞、肝俞、中脘、太渊、合谷、丰隆。

方法

（1）火罐法：用投火或闪火法将罐吸附于大椎、身柱、肺俞、合谷；或用抽气罐法。

（2）针罐法：先行针刺大椎、身柱、风门、肺俞、中脘、丰隆，得气后留针，用火罐或抽气罐法将罐吸附于穴位。

（3）刺络拔罐法：先对大椎、肺俞、肝俞、太渊进行消毒，后用三棱针在各穴点刺2～3下，再用闪火法将罐吸拔于点刺部位。

❶ 大椎穴 在后正中线上，第7颈椎棘突下凹陷中。

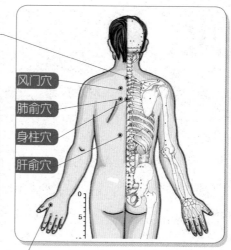

风门穴
肺俞穴
身柱穴
肝俞穴

中脘穴

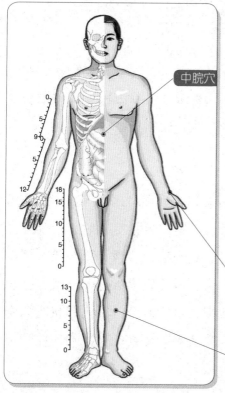

❷ 合谷穴 在手背，第1、2掌骨间，当第2掌骨桡侧的中点处。

❸ 太渊穴 在腕掌侧横纹桡侧，桡动脉搏动处。

❹ 丰隆穴 在小腿前外侧，当外踝尖上8寸，条口外，距胫骨前缘2横指（中指）。

小偏方

荞麦陈醋：陈荞麦30克，陈醋适量。将荞麦放入锅内炒至老黄色，加醋再炒，然后取出用醋调成稠糊，装布袋趁热敷额上发际处。冷后炒热再敷之，至鼻子流黄臭涕停止。祛风，活血止痛。用于治疗鼻窦炎伴发偏头痛。

近 视

诊　断　→　对症拔罐　→　健康贴士

近视是指眼睛看不清远处物体却能看清近处物体的症状。在屈光静止的前提下，远处的物体不能在视网膜汇聚，而在视网膜之前形成焦点，因而造成视觉变形，导致远方的物体模糊不清。

【诊断】

引起近视的原因有先天遗传因素和后天环境因素等。先天性遗传因素的近视治疗很难收效，而后天近视只要治疗及时，治疗方法正确，症状一般会明显好转或减轻。此类近视多数为青少年时期学习和工作时，不注意用眼卫生，如低头看书距离太近，光线过强、过暗，长时间地注视等原因，导致视力过度疲劳，眼内睫状肌痉挛及充血，使晶状体变厚屈光不正，造成平行光线的聚光点落在眼视网膜之前。

中医学称近视为"能近怯远症"，主要由于先天禀赋不足，肝血虚、肾精亏，不能贯注于目而导致光华不能。近视症状表现常为远处的物体、字迹辨认困难，亦会出现眼胀、头痛、视力疲劳等。早期采用足部按摩法和中药泡脚治疗，常可获效。

【对症拔罐】

选穴　承泣、翳明、风池、肝俞、肾俞、合谷、足三里、光明、三阴交。

怎么拔不生病　生了病怎么拔

234

方法　取上穴，以单纯火罐法吸拔穴位，留罐10～15分钟，每日或隔日1次。

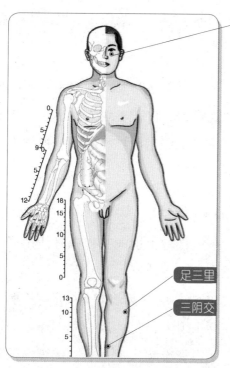

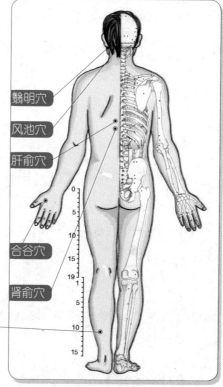

❶ 承泣穴　在面部，瞳孔直下，当眼球与眶下缘之间。

翳明穴

风池穴

肝俞穴

合谷穴

肾俞穴

足三里

三阴交

❷ 光明穴　在小腿外侧，当外踝尖上5寸，腓骨前缘。

健康贴士

预防近视，看书时，与读物保持适当的距离，不要侧着或躺着看书，也不宜在车上阅读。照明光线最好来自头部左后方，以60～100瓦灯泡，或不闪烁的日光灯皆可；避免过度用眼。近距离作业（如操作电脑）时应每30～60分钟休息5～10分钟，并观看远处景物。

235

远视

诊　断 ➝ 对症拔罐 ➝ 健康贴士

　　远视是指眼在不使用调节时，平行光线通过眼的屈光系统屈折后，焦点落在视网膜之后的一种屈光状态。临床表现为看远处时视力良好，但看近物时（如看书、缝纫等）经常出现头胀痛、视物不清、眼眶痛甚至恶心。

【诊断】

　　（1）低度远视：<+3.00D，在年轻时由于能在视远时使用调节进行代偿，大部分人40岁以前不影响视力。

　　（2）中度远视：+3.00D ~ +5.00D，视力受影响，并伴有不适感或视疲劳症状，过度使用调节还会出现内斜。

　　（3）高度远视：>+5.00D，视力受影响，视物非常模糊，但视觉疲劳或不适感反而不明显，因为远视度数太高，患者无法使用调节来代偿。

【对症拔罐】

　　选穴　承泣、四白、足三里、三阴交、照海、太冲。

　　方法　取上穴，以单纯火罐法吸拔穴位，留罐10分钟，隔日1次。

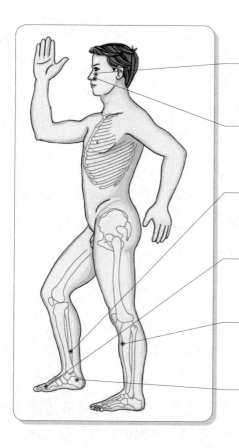

❶ 承泣穴 在面部，瞳孔直下，当眼球与眶下缘之间。

❷ 四白穴 在面部，瞳孔直下，当眶下孔凹陷处。

❸ 三阴交 在小腿内侧，当足内踝尖上3寸，胫骨内侧缘后方。

❹ 太冲穴 在足背侧，当第1跖骨间隙的后方凹陷处。

❺ 足三里穴 在小腿前外侧，当犊鼻下3寸，距胫骨前缘1横指（中指）。

❻ 照海穴 在足内侧，内踝尖下方凹陷处。

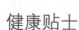
健康贴士

远视眼易产生视疲劳、近距离工作或阅读时间不能持久，应先验光检查，然后配适宜的凸球镜片即可以解决。对于远视眼又有内斜者，应及早来医院检查，散瞳验光佩戴适宜度数的眼镜，有利于提高视力、矫正部分斜视及防止弱视产生。

红眼病

诊　断 → 对症拔罐 → 健康贴士

红眼病是急性结膜炎的俗称，又叫"暴发火眼"，是由细菌感染而引起的急性传染性眼病。常见的致病菌有肺炎双球菌、葡萄球菌及结膜杆菌等，可通过各种接触途径，如手、手帕、公共脸盆、理发工具等传播，多在春、秋季节流行。

【诊断】

患了红眼病，患眼红赤涩痒，有异物感和烧灼感，怕热畏光，眼睑肿胀，黏液性或脓性分泌物黏着睑缘及睫毛，使睑裂封闭。本病常一眼先发或双眼齐发，有时伴有发热、流涕、咽痛等全身症状。中医称本病为"天行赤眼"，多因外感风热之邪或猝感时邪疫毒，以致经脉闭塞，血壅气滞交攻于目；或因肝胆火盛，火郁不宣，循经上扰，气血壅滞于目，使目睛肿痛。

【对症拔罐】

选穴　①大椎、心俞、肝俞、身柱、膈俞、胆俞。②大椎（及其两侧旁开0.5寸处也可作为挑点，这三点交替应用）、印堂、攒竹（印堂与攒竹二穴交替应用）、太阳。

方法　取①组穴，采用刺络罐法，先用三棱针点刺穴位，然后用闪火法将罐吸拔在点刺穴位上，留罐15分钟。或取②组穴，采用刺络罐法或挑罐法、出针酒罐法，先用三棱针在穴位上点刺或挑穴，然后将罐吸拔在穴位上，也可用毫针针刺，得气后出针，用小抽气罐盛75%酒精3～5毫升，然后吸拔在针刺穴位上。以上方

怎么拔不生病　生了病怎么拔

法均留罐20～30分钟，每日1次或隔日1次。上穴交替应用，每次1组穴。

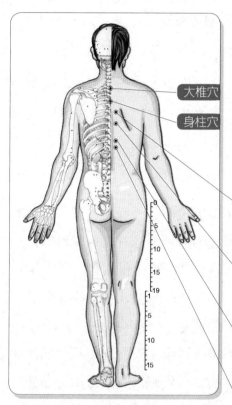

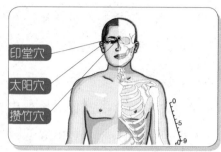

印堂穴
太阳穴
攒竹穴

大椎穴
身柱穴

① 心俞穴　在背部，当第5胸椎棘突下，旁开1.5寸。

② 膈俞穴　在背部，当第7胸椎棘突下，旁开1.5寸。

③ 肝俞穴　在背部，当第9胸椎棘突下，旁开1.5寸。

④ 胆俞穴　在背部，当第10胸椎棘突下，旁开1.5寸。

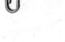

健康贴士

本病具有传染性、流行性，所以要对患者做好隔离工作，脸盆、毛巾等洗脸用具也要隔离，以防接触感染。注意眼睛的清洁，不要用手或脏手绢等揉擦眼睛。患者忌食辛辣刺激性食物。

睑腺炎

诊 断 → 对症拔罐 → 健康贴士

睑腺炎又称麦粒肿，系指睑腺急性化脓性炎症。根据被感染的腺组织的不同部位，有内、外麦粒肿之分。本病多生于一眼，且有惯发性，患者以青少年较多见。

【诊断】

外睑腺炎的炎症反应主要位于睫毛根部的睑缘处，开始时红肿范围较弥散，但以棉签头部等细棍样物进行触诊时，可发现明显压痛的硬结；患者疼痛剧烈；同侧耳前淋巴结肿大和压痛。

内睑腺炎被局限于睑板腺内，肿胀比较局限；患者疼痛明显；病变处有硬结，出之压痛；睑结膜面局限性充血、肿胀。

中医学认为，本病多因风邪外袭，可于胞睑化热，风热煎灼津液变成疮疖；或因多食辛辣炙烤等物，以致脾胃蓄积湿热，遂使气血凝滞，停聚于胞睑皮肤经络之间而成。若反复发作，多因余邪未消，热毒蕴伏，或体质虚弱等为诱因。

【对症拔罐】

选穴　阳白、印堂、太阳、大椎、身柱、心俞、肝俞、曲池、合谷。

方法

（1）火罐法：用投火或闪火法将罐吸附于大椎、印堂、太阳、合谷、曲池；或用抽气罐法。

（2）针罐法：先行针刺大椎、身柱、肝俞、合谷，得气后留针，再用火罐或抽气罐法将罐吸附于穴位。

（3）刺络拔罐法：先对大椎、肝俞、心俞、曲池、阳白进行消毒，之后用三棱针在各穴点刺2~3下，再用闪火法将罐吸拔于点刺部位，以溢出少量血为度。

❶ 阳白穴　在前额部，当瞳孔直上，眉上1寸。

❷ 太阳穴　在颞部，当眉梢与目外眦之间，向后约1横指的凹陷处。

❸ 印堂穴　位于人体前额部，当两眉头间连线与前正中线之交点处。

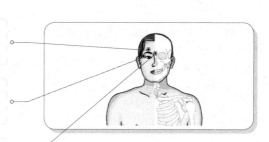

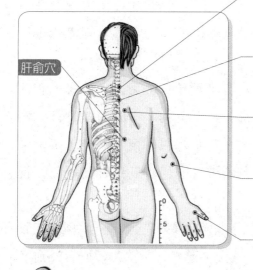

肝俞穴

❹ 大椎穴　在后正中线上，第7颈椎棘突下凹陷中。

❺ 身柱穴　在背部，当后正中线上，第3胸椎棘突下凹陷中。

❻ 心俞穴　在背部，当第5胸椎棘突下，旁开1.5寸。

❼ 曲池穴　在肘横纹外侧端，屈肘，当尺泽与肱骨外上髁连线中点。

❽ 合谷穴　在手背，第1、2掌骨间，当第2掌骨桡侧的中点处。

健康贴士　拔罐疗法对初期患者效果明显，若脓肿已形成可配合眼科切开引流。在麦粒肿患处切忌挤压，以免炎症扩散而引起疏松结缔组织炎，甚至海绵窦栓塞及败血症等。

青光眼

诊　断 → 对症拔罐 → 小偏方

　　青光眼是一种发病迅速、危害性大、随时导致失明的常见疑难眼病。青光眼有很多种类型，通常可分为原发性、继发性、混合性和先天性四大类。根据我国部分地区的调查结果，其发病率为0.39%~2.6%。

【诊断】

　　青光眼患者自觉眼胀痛、头痛、恶心、呕吐、视力减退并出现虹视（即患者在灯光周围见到像彩虹一样的色环）等症状。临床诊断为：瞳孔放大，角膜肿胀，雾状混浊，结膜混合充血，有时合并眼睑水肿。虹膜节段性萎缩及青光眼斑（晶体前囊下有灰白色、卵圆形、片状或点状混浊）。本病属于中医的"青盲"病范畴，病因、病机多为肝肾阴亏，精血耗损，精气不能上荣，导致目失涵养，或者由于心阴亏损，神气虚耗，以致神光耗散，视力下降。

　　中医辨证青光眼为三种，即急性闭角型青光眼、开角型青光眼和绝对期青光眼。属肝郁气滞，气火上逆者，予清热疏肝，降逆和胃；痰火动风，上阻清窍，宜降火逐痰，平肝熄风；肝胆火炽、风火攻目者，应清热泻火，凉肝熄风等。

【对症拔罐】

　　选穴　①大椎、心俞、肝俞。②身柱、风门、胆俞。
　　方法　取上穴，采用刺络罐法，先用三棱针在穴位上点刺，然后用闪火法将罐吸拔在点刺的穴位上，留罐15～20分钟，每次1组穴，每日或隔日1次。

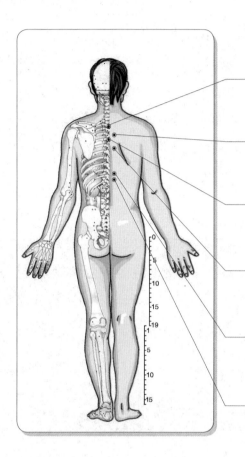

① 大椎穴 在后正中线上，第7颈椎棘突下凹陷中。

② 风门穴 在背部，当第2胸椎棘突下，旁开1.5寸。

③ 身柱穴 在背部，当后正中线上，第3胸椎棘突下凹陷中。

④ 心俞穴 在背部，当第5胸椎棘突下，旁开1.5寸。

⑤ 肝俞穴 在背部，当第9胸椎棘突下，旁开1.5寸。

⑥ 胆俞穴 在背部，当第10胸椎棘突下，旁开1.5寸。

小偏方

黑豆黄菊汤：黑豆100粒，黄菊花5朵，皮硝18克。水1大杯，煎热后，带热熏洗，5日一换，常洗可复明。用于治疗青光眼、双目不明、瞳仁反背。

慢性咽炎

慢性咽炎为咽部黏膜、黏膜下及淋巴组织的弥漫性炎症，常为上呼吸道炎症的一部分。本病为常见病，多发于成年人。在城镇居民中，其发病率占咽科疾病的10%～20%。

【诊断】

慢性咽炎患者咽部可有各种不适感觉，如灼热、干燥、微痛、发痒、异物感、痰黏感，习惯以咳嗽清除分泌物，常在晨起用力清除分泌物时，有作呕不适感，通过咳嗽清除出稠厚的分泌物后症状缓解。上述症状因人而异，轻重不一，一般全身症状多不明显。

【对症拔罐】

选穴　廉泉、扶突、天突、肺俞、肾俞、尺泽、太渊、合谷、三阴交、太溪、照海。

方法　取上穴，以单纯火罐法吸拔穴位，留罐10～15分钟，每日1次。

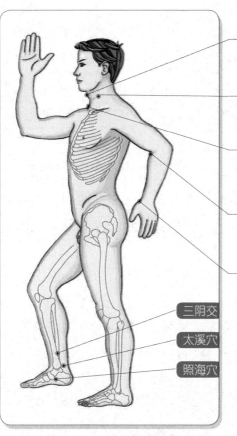

❶ 廉泉穴 在颈部，当前正中线上，结喉上方，舌骨上缘凹陷处。

❷ 扶突穴 在颈外侧部，结喉旁，当胸锁乳突肌前、后缘之间。

❸ 天突穴 在颈部，当前正中线上胸骨上窝中央。

❹ 尺泽穴 在肘横纹中，肱二头肌腱桡侧凹陷处。

❺ 太渊穴 在腕掌侧横纹桡侧，桡动脉搏动处。

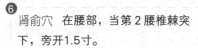

三阴交
太溪穴
照海穴

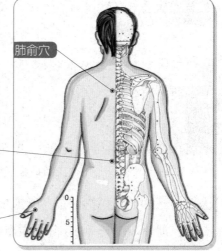

肺俞穴

❻ 肾俞穴 在腰部，当第2腰椎棘突下，旁开1.5寸。

❼ 合谷穴 在手背，第1、第2掌骨间，当第2掌骨桡侧的中点处。

小偏方

柿霜：柿霜3克，乌梅炭3克，硼砂0.3克，大青盐少许。共为细末，含化之。用于治疗慢性咽炎。

扁桃体炎

诊　断 → 对症拔罐

扁桃体炎为腭扁桃体的非特异性炎症，中医上称为"乳蛾"、"喉蛾"，中医认为外感风热毒邪是本病发生的主要原因。本病急性者多为风火热毒之症，慢性者多属阴亏燥热之候。治疗当以清火、滋阴、润燥为基本法则。

【诊断】

扁桃体炎有急慢性之分。急性扁桃体炎多见于10～30岁之间的青年人，好发于春、秋季节，通常与急性咽炎同时发生，主要由细菌感染引起，常见致病菌为溶血性链球菌、葡萄球菌和肺炎双球菌。细菌通过空气飞沫、食物或直接接触传染。

慢性扁桃体炎多由扁桃体炎的急性反复发作或隐窝引流不畅，细菌在隐窝内繁殖而导致，也可继发于某些急性传染病，如猩红热、麻疹、白喉等。扁桃体炎的反复发作，除可引起明显的局部症状外，还可成为身体的一个重要隐患，在某些诱发因素存在的情况下，促使发生各种疾病或原有疾病恶化，特别是儿童时期慢性扁桃体炎的反复发作，容易合并风湿病、肾小球肾炎、风湿性心脏病等，应当引起重视。

【对症拔罐】

选穴　大椎、风门、身柱、肺俞、心俞、肝俞、曲池、外关、合谷。

方法

（1）火罐法：用投火或闪火法将罐吸附于大椎、肺俞、身柱、曲池，亦可用抽气罐法吸附于上述穴位。

（2）针罐法：先行针刺大椎、风门、肝俞、合谷，得气后留针，用火罐或抽气罐法将罐吸附于穴位。

（3）刺络拔罐法：先对大椎、肺俞、心俞、外关进行消毒，后用三棱针在各穴点刺2～3下，再用闪火法将罐吸拔于点刺部位。

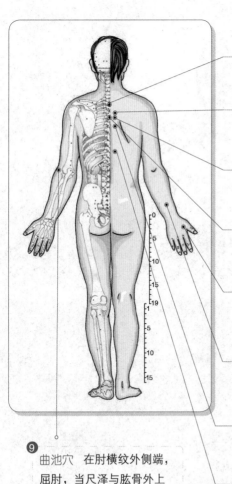

❶ 大椎穴　在后正中线上，第7颈椎棘突下凹陷中。

❷ 风门穴　在背部，当第2胸椎棘突下，旁开1.5寸。

❸ 肺俞穴　在背部，当第3胸椎棘突下，旁开1.5寸。

❹ 身柱穴　在背部，当后正中线上，第3胸椎棘突下凹陷中。

❺ 合谷穴　在手背，第1、2掌骨间，当第2掌骨桡侧的中点处。

❻ 外关穴　在前臂背侧，当阳池与肘尖的连线上，腕背横纹上2寸，尺骨与桡骨之间。

❼ 心俞穴　在背部，当第5胸椎棘突下，旁开1.5寸。

❽ 肝俞穴　在背部，当第9胸椎棘突下，旁开1.5寸。

❾ 曲池穴　在肘横纹外侧端，屈肘，当尺泽与肱骨外上髁连线中点。

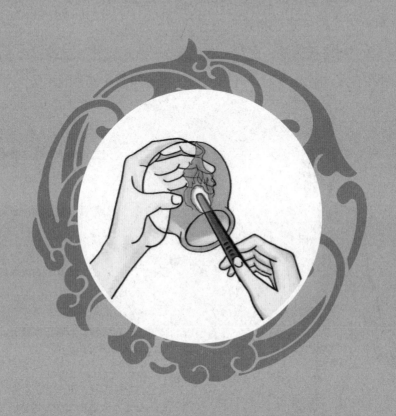

第十章

调治皮肤病怎么拔

　　各种皮肤病不仅影响人的美观，还会使人倍感无奈，产生自卑心理。尤其是在极注重外在形象的现代社会，皮肤病反复发作往往令许多人烦恼倍增。自然，药物疗治是一种选择，而一法多治的拔罐则是您对症治疗的另一种方式，拔罐治疗皮肤病，"面子"好看和"里子"要健康的问题都能很好解决。

皮肤瘙痒症

皮肤瘙痒症是指皮肤无原发性损害，只有瘙痒及因瘙痒而引起的继发性损害的一种皮肤病。本病好发于老年人及成年人，多见于冬季。中医学属"风瘙痒""痒风"等范畴。

【诊断】

根据临床表现，皮肤瘙痒症可分全身性皮肤瘙痒症和局限性皮肤瘙痒症两种。前者周身皆可发痒，部位不定，此起彼伏，常为阵发性，以夜间为重。患者因痒而搔抓不止，皮肤常有抓痕、血痂、色素沉着等；后者瘙痒仅局限于某一部位，常见于肛门、外阴、头部、腿部、掌部等。

【对症拔罐】

选穴 大椎、风门、肺俞、膈俞、曲池、血海。

方法

（1）火罐法：用投火或闪火法将罐吸附于大椎、风门、膈俞、曲池；或用抽气罐法。

（2）针罐法：先行针刺大椎、肺俞、膈俞、血海，待得气后留针，再用火罐或抽气罐法将罐吸附于穴位。

（3）刺络拔罐法：先对大椎、肺俞、膈俞、血海进行消毒，后用三棱针在各穴点刺2～3下，再用闪火法将罐吸拔于点刺部位，以溢出少量血为度。

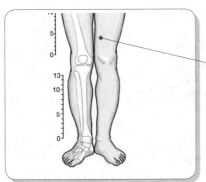

❶ 血海穴　屈膝，在大腿内侧，髌底内侧端上2寸，当股四头肌内侧头的隆起处。或以左手掌心按于患者右膝髌骨上缘，二至五指向上伸直，拇指约呈45°斜置，拇指尖下是穴。

❷ 大椎穴　在后正中线上，第7颈椎棘突下凹陷中。

❸ 风门穴　在背部，当第2胸椎棘突下，旁开1.5寸。

❹ 肺俞穴　在背部，当第3胸椎棘突下，旁开1.5寸。

❺ 膈俞穴　在背部，当第7胸椎棘突下，旁开1.5寸。

❻ 曲池穴　在肘横纹外侧端，屈肘，当尺泽与肱骨外上髁连线中点。

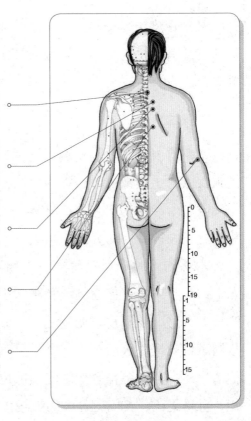

 小偏方

浮麦红枣甘草汤：浮小麦100克，大枣30克，甘草10克。加水煎服。用于治疗皮肤瘙痒、烦躁失眠、神经衰弱、癫痫。

神经性皮炎

诊　断 → 对症拔罐 → 健康贴士

神经性皮炎是一种皮肤神经功能障碍性疾病，以阵发性皮肤瘙痒和皮肤苔藓化为主症，发病与神经、精神因素及某些外在刺激因素有关。

【诊断】

本病好发于颈后及两侧、肘窝、腘窝、尾骶等处。皮疹不甚广泛或仅限于上述部位时，称局限性神经性皮炎；皮疹分布广泛，除了局限型所涉及的部位外，眼睑、头皮、躯干及四肢均受累时，则称为泛发性神经性皮炎。

本病初发时局部皮肤瘙痒，因不断搔抓，逐渐出现圆形或多角形的扁平丘疹。疹的颜色和正常皮肤相同或带褐色，表面很少有鳞屑。久之，皮肤逐渐变厚变硬，成为一块境界清楚的椭圆形或不规则斑块。斑块表面粗糙，皮沟显著加深、皮嵴隆起，很像一块粗糙的牛皮，叫苔藓样改变。皮损部位干燥、不流水，也有时发生糜烂，奇痒无比，夜间尤甚。病程缓慢，时轻时重，反复发作。

【对症拔罐】

选穴　大椎、身柱、肺俞穴及病灶处。

方法　取上3穴，采用刺络罐法或留针罐法，先用三棱针点刺或用毫针刺穴位得气，然后用闪火法将罐吸拔在点刺或留针的穴位上。病灶局部施行皮肤针罐法（叩击出血）或用敷蒜罐（将蒜捣烂敷在病灶上再拔罐）、涂药罐（在病灶上涂5%～10%来苏水或2.5%

碘酒），病灶宽者可多拔几个罐，均留罐10～15分钟。起罐后在病灶上加艾条温和灸约15分钟，每日1次。缓解后隔1～2日1次，10次为1疗程。

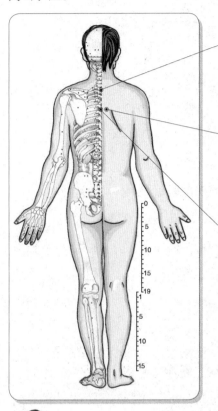

1 大椎穴　在后正中线上，第7颈椎棘突下凹陷中。

2 肺俞穴　在背部，当第3胸椎棘突下，旁开1.5寸。

3 身柱穴　在背部，当后正中线上，第3胸椎棘突下凹陷中。

健康贴士　神经性皮炎患者应避免用搔抓、摩擦及热水烫洗等方法来止痒；避免饮酒、喝浓茶及食用辛辣食品；不滥用外用药、不吃海鲜等刺激性食物；避免各种不良的机械性、物理性刺激，如过度日晒或用过冷、过热的水清洗；生活规律化，避免过度的精神紧张。

接触性皮炎

诊 断 → 对症拔罐 → 小偏方

接触性皮炎是因接触某些物理、化学、生物等刺激物而引起的皮肤炎症，多发生在皮肤裸露部位。

【诊断】

接触性皮炎临床表现为接触部位或扩展到身体的其他部位肿胀、瘙痒、红斑、丘疹、烧灼及胀痛，甚者起水泡或大泡以致坏死、溃疡等。有的并伴有无力、头痛、头胀等全身症状。中医认为，本病系风毒袭表、湿热内蕴、热毒壅遏、气血失和而成。治宜疏风散邪、清热解毒、利湿止痒之法。

【对症拔罐】

选穴 尺泽、曲池、曲泽、合谷、委中。

方法 取上穴，以单纯火罐法吸拔穴位，留罐10～15分钟，每日1次。

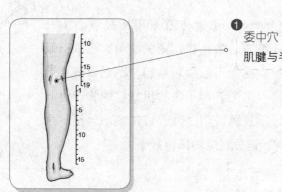

❶ 委中穴 在腘横纹中点，当股二头肌腱与半腱肌肌腱的中间。

❷ 曲泽穴　在肘横纹中，当肱二头肌
腱的尺侧缘。

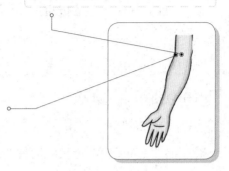

❸ 尺泽穴　在肘横纹中，肱二头肌腱
桡侧凹陷处。

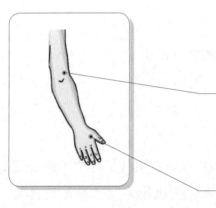

❹ 曲池穴　在肘横纹外侧端，屈肘，
当尺泽与肱骨外上髁连线中点。

❺ 合谷穴　在手背，第1、2掌骨
间，当第2掌骨桡侧的中点处。简
便取穴：以一手的拇指指骨关节横
纹，放在另一手拇、示指之间的指
蹼缘上，当拇指尖下是穴。

小偏方

山楂肉丁：红花10克，瘦猪肉250克、山楂
30克，调料适量。红花油炸后去渣，入瘦猪肉煸
炒，再入佐料、山楂同炒至熟。佐膳，随量食。
主治瘀血阻络型接触性皮炎。

湿 疹

诊 断 → 对症拔罐 → 小偏方

湿疹是一种常见的过敏性、炎症性皮肤病。湿疹一般认为是由于内在刺激因素（如病灶感染、寄生虫感染、吃某些食物、服用某些药物等）或外来刺激因素（如寒冷、日光、植物、昆虫等）作用于机体而引起的皮肤变态反应性炎症。

【诊断】

湿疹一般分为急性、亚急性和慢性三类。其特点是皮损呈多形性，红斑、丘疹、水泡、糜烂、渗出、结痂等，呈对称性分布，好发于面部、肘弯、腘窝、阴囊等处，严重时可泛发全身，剧烈瘙痒，反复发作，易演变成慢性。

中医学称本病为湿疮，又有浸淫疮、血风疮等名称。湿疹是由禀赋不耐、风湿热邪客于肌肤、经络受阻所致；或湿热浸淫日久，迁延伤脾，脾虚失运，湿邪留恋，蕴于肌肤所致；或病久失治，耗伤阴血，血虚生风化燥，肌肤失于濡养所致。

【对症拔罐】

选穴 大椎、灵台、肺俞、曲池、血海、三阴交、神阙及病灶。

方法 病灶处采用单纯罐法（依病灶宽窄，可置单罐或密排罐，要求尽量罩住病灶），病灶炎症甚者，加大椎或灵台穴，施行刺络罐法或毫针罐法，留罐10～15分钟，每1～2日1次。若病灶处不能置罐，或泛发者，取各穴位施以刺络罐法或毫针罐法，留罐10～15分钟，每1～2日1次。

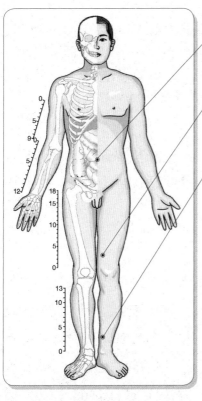

❶ 神阙穴　在腹中部，脐中央。

❷ 血海穴　屈膝，在大腿内侧，髌底内侧端上2寸，当股四头肌内侧头的隆起处。

❸ 三阴交穴　在小腿内侧，当足内踝尖上3寸，胫骨内侧缘后方。

❹ 大椎穴　在后正中线上，第7颈椎棘突下凹陷中。

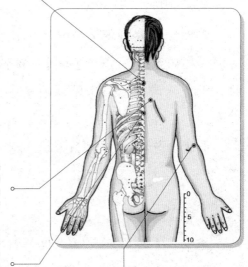

❺ 肺俞穴　在背部，当第3胸椎棘突下，旁开1.5寸。

❻ 灵台穴　在背部，当后正中线上，第6胸椎棘突下凹陷中。

❼ 曲池穴　在肘横纹外侧端，屈肘，当尺泽与肱骨外上髁连线中点。

小偏方

绿豆粉香油：绿豆粉、香油各适量。将绿豆粉炒至黄色，晾凉，用香油调匀。敷患处。清热祛湿。用于治疗湿疹流黄水。

荨麻疹

诊 断 → 对症拔罐 → 小偏方

荨麻疹是一种常见的过敏性皮肤病，俗称风疹块，是一种过敏性皮肤病。常因某种食物、药物、生物制品、病灶感染、精神因素、肠寄生虫、外界冷热等刺激引起。

【诊断】

荨麻疹主要表现为皮肤表面出现大小不等的局限性风团，伴有瘙痒和灼热感，少数患者可有发热、腹痛等症状，特点是骤然发生，迅速消退，愈后不留任何痕迹。根据病程长短可分急性和慢性两型，急性荨麻疹经数日至数周消退，原因较易追查，除去原因后，迅速消退。慢性荨麻疹反复发作，常经年累月不愈，病因不易追查。

【对症拔罐】

选穴 ①神阙穴。②大椎及背部脊椎两侧膀胱经循行部位。③大椎、风池、风门、曲池、血海穴。

方法 取神阙穴，施以单纯罐法，将罐吸拔在穴位上，留罐5～10分钟，起罐后再拔，连续3次为治疗1次，以局部皮肤明显瘀血为佳，每日1次，3次为1疗程，疗程间隔3～5天。若属于体质虚寒，或遇冷、冬季发作者，可于每次拔罐前用艾条温和灸神阙穴10～15分钟。取②组穴，施以走罐，至皮肤起丹痧，然后点刺大椎穴，放血数滴，每1～2天1次，3次为1疗程，疗程间隔4～6天。

取③组穴，采用单纯罐法，留罐10分钟，每天1次。风团局部水肿者，加拔阴陵泉和三阴交穴。

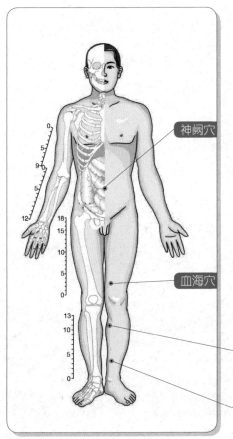

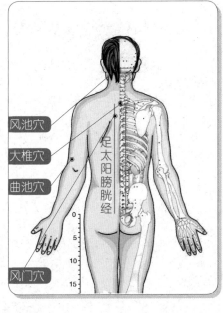

① 阴陵泉穴　在小腿内侧，当胫骨内侧踝后下方凹陷处。

② 三阴交　在小腿内侧，当足内踝尖上3寸，胫骨内侧缘后方。

小偏方

生首乌汤：生何首乌15克，赤芍12克，牡丹皮10克，荆芥穗5克，白蒺藜12克，蝉蜕5克，薏苡仁12克，晚蚕沙12克，土茯苓15克，藿香6克，苦参10克。先将上药用水浸泡30分钟，再煎煮30分钟，每剂煎3次，每次约200毫升。每日早、午、晚各服1次，每次服200毫升。用于治疗瘾疹（荨麻疹）等。